IRENE RAUSCH

Glücklich fliegen – wie auf Wolke 7

Mag.[a] Irene Rausch

Glücklich fliegen – wie auf Wolke 7

So überwinden Sie erfolgreich Flugangst und andere Ängste

Die besten Tipps aus der Praxis

und Erklärungen eines Flugkapitäns

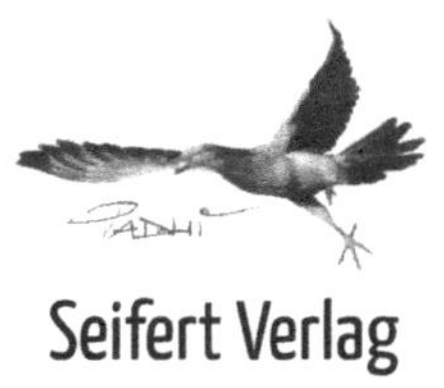

Seifert Verlag

Umwelthinweis:
Dieses Buch und der Schutzumschlag wurden auf chlorfrei gebleichtem Papier gedruckt. Die Einschrumpffolie – zum Schutz vor Verschmutzung – ist aus umweltverträglichem und recyclingfähigem PE-Material.

In allen Fallgeschichten wurden die Namen geändert und wesentliche Details oder Begleitumstände verfremdet, um die Identität der Personen zu schützen.

Die im Buch veröffentlichten Empfehlungen wurden mit größter Sorgfalt und nach bestem Wissen von der Autorin erarbeitet und geprüft. Die Anwendungen erfolgen in Eigenverantwortung und gegebenenfalls nach psychotherapeutischer oder medizinischer Abklärung.

Es kann keine Haftung der Autorin und des Verlages für etwaige Schäden, die aus der Anwendung der dargestellten Informationen und Übungen resultieren, übernommen werden.

Der besseren Lesbarkeit wegen wird im Text häufig die männliche Form verwendet. Die weibliche Form ist selbstverständlich eingeschlossen.

2. Auflage

Umschlaggestaltung: Patrick Mannsberger, Union Wagner
Verlagslogo: © Padhi Frieberger
Druck und Bindung: cpi books GmbH, Leck
ISBN: 978-3-904123-7-30

Printed in the EU

INHALT

»Es sind nicht die Dinge, die uns beunruhigen,
sondern die Meinung, die wir dazu haben«

Epiktet

VORWORT ZUR 2. AUFLAGE

Als ich von meinem Verlag die erfreuliche Nachricht einer zweiten Buchauflage bekam, war ich begeistert.

Dass mein Buch vielen Menschen bei der Überwindung ihrer Ängste helfen möge, war und ist mein großer Wunsch.

Als »Social-Media-Muffel« und bis dato unbekannte Autorin, deren Buch nicht überall aufliegt, freue ich mich über eine gute Buchverbreitung natürlich ganz besonders.

Und so empfinde ich Gefühle von Freude und Dankbarkeit, wenn mir seit Erscheinen des Buches Leser von beachtlichen Erfolgen bei der Überwindung ihrer Ängste schildern. Ich bekomme zahlreiche Mails mit Schilderungen, wie: »Danke für dieses Geschenk«, »Ein wirklich tolles Buch« »Rückflug sehr turbulent: ICH habe (mit etwas Herzklopfen) meine Freundin beruhigt! DANKE für diese hilfreiche Lektüre!«

So kann es schon ein Meilenstein im Leben sein, wieder:

- angstfrei mit öffentlichen Verkehrsmitteln fahren zu können,
- quälende Gedanken nach Bedarf selbst zu stoppen,
- das Buch vor dem Flug »zu verschlingen«, um dann festzustellen, dass die Übungen wirken,
- Freunde und Familie mit dem neu gewonnenen Verhalten radikal zu verblüffen,
- sich auf den nächsten Flug schon zu freuen.

Begeisterte Leser berichten mir, ihr »Werkzeugköfferchen« mit Tools zur Angstbewältigung gut gefüllt bei sich zu haben.

Und so wurde mein Ziel, mit diesem Ratgeber ausreichende Unterstützung zur Selbsthilfe mitgeben zu können, erwiesenermaßen erreicht.

Nun genug der Vorankündigung, und ich beende dieses Vorwort mit zwei Leserrückmeldungen und meiner Zuversicht, dass sich ähnliche Erfolge auch bei Ihnen einstellen mögen!

- »Das Besondere an Ihrem Buch ist, dass man keine weitere Hilfe oder Therapie braucht, um die Angst in den Griff zu bekommen. Das Lesen Ihrer Lektüre reicht vollkommen aus. Vielen Dank für dieses tolle Werk!«
- »Ich finde Ihr Buch wirklich großartig und das Beste, das ich diesbezüglich gelesen habe – und da gab es einige.«

TEIL I

VON REISEVERWEIGERERN UND GLÜCKLICHEN FLIEGERN

»Ich hätte es nie für möglich gehalten, dass ich jemals gerne in ein Flugzeug steigen würde.«

Im Licht der Ankunftshalle des Flughafens strahlte mich Karoline mit ihrem sympathischen Lächeln an. Sie war offensichtlich glücklich, und wie es dazu gekommen ist, werden Sie neben anderen Erfahrungsberichten noch genauer erfahren.

Sollten Sie sich selbst bisher noch nicht zu den glücklichen Fliegern zählen, so könnte die Lektüre für Sie genau das Richtige sein. Es gibt dazu nur einen wichtigen Hinweis: Niemand kann und muss ständig glücklich sein, und genauso sollte niemand den Anspruch haben, sich im Flugzeug glücklich fühlen zu *müssen*.

Doch ursprünglich panisch gefürchtete Situationen aus eigener Kraft gut zu bewältigen, führt zu einer enormen Ausschüttung an Glückshormonen. Somit kann Fliegen wunderbar zu Ihrem Glück beitragen, auch wenn es noch nicht zu Ihren Lieblingsbeschäftigungen zählt.

Vielleicht kennen ja auch Sie das Gefühl, im Flugzeug auf 10.000 m Höhe angespannt auf einem engen Sitz zu verharren und in Verzweiflung zu geraten? Nicht zu wissen, wie Sie diese Flugstunden einigermaßen unbeschadet hinter sich bringen sollen? Vielleicht haben Sie auch schon versucht, sich mit Medikamenten oder Alkohol zu beruhigen und so diese quälende Empfindung des Eingesperrtseins zu verscheuchen? Emotionen, ähnlich einer Fahrt mit der

Hochschaubahn, auf der es in rasender Fahrt rauf und runter geht. Und statt der freudigen Erwartung des lange ersehnten Urlaubs fühlen Sie nur peinigende Angst und fürchten sich schon jetzt, noch vor der ersehnten Auszeit, vor dem Rückflug.

Hatten Sie etwa alptraumhafte Vorstellungen, wenn zu Hause die Urlaubsplanung bevorstand und Freunde, Partner oder Familienangehörige statt der von Ihnen bevorzugten stunden- oder tagelangen Fahrten darauf bestanden, endlich wieder einmal weiter wegzufliegen?

Oder waren auch Sie schon in der fast noch unerträglicheren Situation, beruflich fliegen zu müssen, und hatten alle Ausreden, weshalb dies in nächster Zeit schlecht möglich sei, bereits verbraucht?

Wenn Ihnen solche oder ähnliche Konstellationen gut bekannt vorkommen, werden Sie erfreut sein, dass es in diesem Zusammenhang drei gute Nachrichten gibt:

1. Sie sind nicht allein, denn ein Drittel bis zur Hälfte aller Passagiere leidet an unangenehmer Flugangst.
2. Flugangst ist gut behandelbar.
3. Es ist viel leichter möglich, als Sie sich vielleicht bisher vorstellen konnten.

Die im Buch beschriebenen Strategien werden Ihnen helfen, schnell und effizient die passenden Utensilien aus einem »Handwerksköfferchen« hervorzuholen, um die für Sie richtigen Hilfestellungen einzusetzen. Dieses Köfferchen wird ab nun Ihr wichtiger Reisebegleiter, und Sie brauchen dafür nicht einmal zu bezahlen. Es ist kompakt, jederzeit verwendbar, und Sie nehmen je nach Bedarf das gerade passende Werkzeug heraus.

Für alle Angstgefühle gibt es entsprechende Bewältigungswerkzeuge, die Sie je nach Anlass einsetzen können, ähnlich wie bei Arbeiten zu Hause. Diese beruhigende Tatsache kann Ihnen helfen, quälende Angstgefühle immer leichter hinter sich zu lassen.

Vielleicht kommt Ihnen die Metapher des *Werkzeugköfferchens* bekannt vor. Psychologen ziehen sie gerne heran, um damit den Vergleich von praktischem Handwerkszeug mit psychologischen Tools – die genauso wichtig und hilfreich für die Behebung kleinerer oder größerer seelischer Unpässlichkeiten sind – herzustellen. Unlängst stieß ich zu meiner Überraschung sogar in einer Buch-Rezension von Michelle Obama auf ihren *persönlichen Werkzeugkoffer*, was ich sympathisch fand und mir als Bestärkung für die Vermittlung dieses Bildes erscheint.

Zunächst ist es wichtig, den Umgang mit all den einzelnen Werkzeugen zu erlernen. Genau dafür soll Ihnen dieses Praxisbuch eine gute und brauchbare Hilfe sein.

In meiner langjährigen Tätigkeit im Rahmen der Behandlung von Flugangst habe ich immer wieder die erstaunlichen und berührenden Erfahrungen gemacht, dass von Flugangst gepeinigte Betroffene manchmal schon innerhalb kurzer Zeit eine durchgreifende Verbesserung bis hin zum Freiwerden von Angst erleben konnten. In vielen dieser Fälle handelte es sich dabei nicht nur um leichte Ausprägungen der Angst, sondern um oft jahrelang bestehende schwere Beschwerden. Teilweise waren sie von zugrundeliegenden starken Angststörungen verschiedenster Art begleitet.

»Ich habe schon vieles erfolglos versucht und auch Therapien gemacht, doch erst jetzt habe ich von Ihnen die richtigen Tipps bekommen, wie ich diese Angst bewältigen kann.« Motiviert durch solche Aussagen und beeindruckende Erfolge, möchte ich nun meine Anleitungen an viele von Ängsten betroffene Menschen auch in Buchform weitergeben.

Die in den folgenden Kapiteln vorgestellten Behandlungsstrategien eignen sich genauso gut zur Bewältigung anderer Angstthemen, wie beispielsweise der Furcht vor engen, geschlossenen Räumen oder einer Agoraphobie, die mit der Angst vor Menschenansammlungen einhergeht und der Befürchtung, von irgendwo nicht schnell genug wegzukommen, um Hilfe zu erhalten. Diese Angst ist weit verbreitet und kann von Panikattacken begleitet werden.

Ganz bewusst bette ich die Strategien gelegentlich in verschiedene Fallbeispiele ein. Da ich bisher viele Hunderte Menschen auf ihren Flügen begleiten durfte, möchte ich diese ganz spezielle »Live«-Expertise einfließen lassen. Dies soll all jenen helfen, die vielleicht schon Ratgeber gegen Flugangst gelesen oder andere Hilfen in Anspruch genommen haben und damit noch nicht den erwünschten Erfolg erzielen konnten.

Sollten Sie im Allgemeinen dem Fliegen gegenüber skeptisch eingestellt sein und der Technik oder den Menschen dahinter nicht ganz vertrauen, so werden Ihre Fragen ebenfalls in einem ausführlichen Kapitel behandelt.

Der technische Teil basiert auf der Expertise meines Mannes Rudolf Rausch, eines erfahrenen Flugkapitäns. Wir haben als Team schon sehr vielen unter Flugangst leidenden Menschen geholfen. Da er außerdem auch Fluglehrer ist, umgerechnet eine Strecke von 16-mal zum Mond hin- und zurückgeflogen ist und auf über 10.500 Flügen mehr als 900.000 Passagiere sicher befördert hat, gelingt es ihm gut, sein Wissen anschaulich weiterzugeben und vielerlei Bedenken auszuräumen.

Ich möchte Ihnen aufgrund meiner Erfahrung Mut machen, dass auch scheinbar »einbetonierte«, lange bestehende und unangenehme Gefühle nicht zwingend schwer zu verändern sind. Natürlich ist jeder Mensch, jedes Symptom und auch jeder Bewältigungsweg individuell und unterschiedlich. Doch der Glaube an die eigenen, oft unterschätzten Fähigkeiten und das Wissen, dass ein zufriedenstellender Umgang selbst mit lange vorhandenen Ängsten gut möglich ist, kann zu Erfolgen führen, die oft leichter erzielbar sind, als man sich denken würde.

Ob man die Überwindung von Ängsten in Selbsthilfe anstrebt oder dabei psychologische Unterstützung in Anspruch nimmt, ist immer eine individuelle Entscheidung, die auch vom Ausmaß des Leidensdrucks abhängt.

Das vorliegende Buch ist sowohl zur Verwendung im Selbstmanagement als auch für eine begleitende Ergänzung zu Flugangstbehandlungen gut geeignet. Denn es ist für die Bewältigung der Angst nicht notwendig, Ursachenforschung in der Vergangenheit oder Kindheit zu betreiben, sondern einfach nur sein gut gefülltes Werzeugköfferchen einzusetzen.

Und genau deshalb schreibe ich dieses Buch aus meinen Erfahrungen und dem Wunsch heraus, möglichst vielen Interessierten und Betroffenen diese »Best-Practice-Tipps« weiterzugeben.

Möge es auch Ihnen zu einem Zuwachs an Glück für Ihr weiteres Leben verhelfen, das wünsche ich Ihnen von Herzen!

Ihre Irene Rausch

FLUGANGST ENTSTEHT IM KOPF

Olivers Augen sind geschlossen. Er spürt leichte Bewegungen, wie auf einem Schiff. Beinahe wohlig. Aber plötzlich holpert es, als würde man durch ein Schlagloch fahren. Er möchte die Augen nicht öffnen, atmet schwer und hört dumpfes Grollen. War da nicht irgendwo auch eine Stimme? Er könnte es nicht sagen. Er versucht sich zu konzentrieren, als es ihn leicht aus seinem Sitz hebt. »Oh, ah«, ruft er und bemerkt, dass seine Hände nass werden. Was geschieht jetzt?

Alles neigt sich zur Seite, und Oliver klammert sich an den Armlehnen fest. Wieder ein großer Ruck. Beim nächsten Schrei öffnet er leicht die Augen. Vor sich sieht er ein Flugzeugcockpit. Durch die Scheiben kann er die Landschaft erkennen. Mächtige Wolken verdunkeln den Himmel. Ein Blitz zuckt nicht weit entfernt und kracht mit einem lauten Knall zur Erde. Regen prasselt auf die Scheiben.

Oliver bekommt vor Angst kaum noch Luft. Es fühlt sich an, als ob das Flugzeug gleich auf dem Boden aufschlagen würde. Kurz denkt er an seine Frau, die gemeint hatte: »Mach das, alles wird gut, es kann dir nichts passieren.«

Wie konnte sie nur so etwas sagen? »Jetzt kann mir niemand mehr helfen«, schießt es ihm durch den Kopf. »Was hätte ich in meinem Leben noch alles vorgehabt. Weite Reisen wollten wir gemeinsam unternehmen, doch meine Flugangst hat uns immer abgehalten. Niemals werde ich mehr fremde Länder sehen.«

Immer noch wackelt es, und Oliver fühlt sich panisch.

Kurz öffnet er die Augen und sieht die Landebahn auf sich zukommen. Viele Bildschirme leuchten in der Dunkelheit. Anzeigen laufen hin und her. Lichter blitzen auf. Diverse Töne sind zu hören. Er schreckt auf und spürt gleichzeitig, wie ihn jemand am Arm packt. Sonst nimmt er gar nichts mehr wahr. Vollkommene Stille umgibt ihn.

»Oliver, öffnen Sie die Augen und sehen Sie mich an«, hört er eine angenehme Stimme sagen. Vorsichtig schaut er auf. Es ist alles ruhig um ihn. Er verspürt keine Bewegung, keine Turbulenz. Auch das Prasseln des Regens und die Geräusche der Motoren sind verschwunden.

»Einatmen – ausatmen, einatmen und laaange ausatmen.« Das ist alles, was er hört. Ganz leicht berührt ihn eine Hand am Oberarm.

»Es ist alles gut. Atmen Sie noch ein paar Momente so, wie wir es gemeinsam schon geübt haben.«

Und wirklich, Oliver wird ruhiger und entspannter. Als er seine Lider ganz öffnet, sieht er in die Augen der Psychologin. Sie hat ihn während dieser Übung begleitet. Nun erinnert er sich, er ist gar nicht im Flugzeug, sondern in einem Flugsimulator. Der Pilot hat den Simulator angehalten. Es ist vollkommen still. Auch Oliver ist jetzt ruhig geworden.

»Ich weiß, dass es schwer für Sie war, doch Sie haben das gut gemacht«, sagt die Psychologin zu ihm. Wie geht es den anderen Teilnehmern?

Wir sind im Simulator – eine Gruppe von vier Teilnehmern, dazu der Fluglehrer und ich, die begleitende Psychologin. Zwei Teilnehmerinnen sitzen auf den Pilotensitzen und strahlen über das ganze Gesicht. Wie ist das möglich? Sie hatten doch zuvor genauso viel Angst wie Oliver.

Aufgeregt erzählt Clara, die links auf dem Kapitänsplatz sitzt, wie sie sich fühlt. »Herrlich«, sagt sie, »so etwas habe ich noch nie erlebt.«

»Aber die Turbulenz«, entgegnet Oliver, »und Regen und

Blitz und die Bewegungen, es war so angsteinflößend, dass ich dachte, wir seien im Flug.«

»Das ist vom Pilotensitz aus, und wenn Sie die Augen offen haben, ganz anders zu erleben«, erkläre ich. »Beim nächsten Durchgang wechseln wir die Plätze, und Sie sitzen vorne am Pilotensitz. Dort können Sie alles genau verfolgen. Die beiden Damen werden dann hinten Platz nehmen und ihre Augen geschlossen halten. So üben wir, wie es sich anfühlen kann, wenn Sie als Passagier nicht im Cockpit zusehen können. Vor allem, wenn Sie sich von unrichtigen ›Katastrophengedanken‹ peinigen lassen.«

»Wir werden wieder ganz sanft beginnen«, sagt nun unser Flugkapitän. »Dann üben wir Turbulenzen und schlechte Wetterbedingungen, so wie sie auf den meisten Flügen gar nicht vorkommen. Doch hier haben Sie eine gute Möglichkeit, auch das einmal zu probieren. Und wenn sich jemand nicht wohlfühlen sollte, rufen Sie einfach ›Stopp!‹, und wir halten den Simulator wieder an.«

Jetzt ist Oliver schon viel zuversichtlicher und gespannt, was auf ihn zukommen wird, wenn er auf dem Pilotensitz Platz nimmt.

Und tatsächlich! Seinen nächsten Flug konnte er fast schon genießen und war ein wenig enttäuscht, dass dieser ruhig und ohne Turbulenzen verlief. Gerne hätte er noch mehr vom Handwerkszeug, das er erlernt hatte, ausprobiert. Doch er weiß, dass er es jederzeit einsetzen kann, und das gibt ihm viel Sicherheit.

Oliver ist seither immer wieder mit seiner Familie auf Nah- und Fernreisen unterwegs. Zu seinem Erstaunen empfindet er das Fliegen nun meistens sogar ohne besondere Emotionen.

Wie er das erlernt hat und wie man Flugangst dauerhaft besiegen kann, davon lesen Sie in den folgenden Kapiteln.

BERUHIGENDE FAKTEN

Um Flugangst gut zu bewältigen, ist es hilfreich, sich einige Grundsätze bewusst zu machen:

Flugangst ist häufig

Mindestens ein Drittel aller Flugpassagiere leidet darunter. Alle Betroffenen befinden sich somit in guter Gesellschaft.

Flugangst wurde gelernt

Niemand kommt mit Flugangst auf die Welt, und alles, was erlernt wurde, kann auch wieder umgelernt werden.

Flugangst entsteht im Kopf

Der persönliche Gedanken-Kinofilm kann mit ein bisschen Übung und Ausdauer jederzeit geändert werden.

Unwissen und Fake-News erzeugen Flugangst

Informationen und Hintergrundwissen über das oft wenig bekannte Gebiet der Luftfahrt reduzieren Angst.

Fliegen ist sicher

Auch wenn falsche Vorstellungen bisher etwas anderes suggerieren wollten, so ist erwiesen, dass das Flugzeug zu den sichersten Verkehrsmitteln gehört.

Angst und Entspannung sind wie Tag und Nacht – sie können nicht gleichzeitig auftreten

Bewusst eingesetzte Tools verhindern Angstgefühle.

Angst ist nicht schädlich

Auch starke Angstreaktionen sind zwar unangenehm, doch sie schaden der Gesundheit nicht.

Richtige (!) Übung verkleinert Ängste

Sollten Sie auch als Vielflieger unter Flugangst leiden, so sind Sie bisher zwar oft geflogen, doch Sie haben ein falsches Muster eingelernt. Mit den passenden Strategien ist es möglich, die Situation gut zu bewältigen, ja manchmal sogar zu einem freudigen Erlebnis werden zu lassen.

1-2-3 SO – EINFACH – FUNKTIONIERT DIE BEHANDLUNG

Angst hat verschiedene Anteile, die sowohl für ihre Entstehung als auch für ihre Aufrechterhaltung eine Rolle spielen.

Diese Ebenen umfassen:

- Körper
- Gedanken/Gefühle
- Verhalten

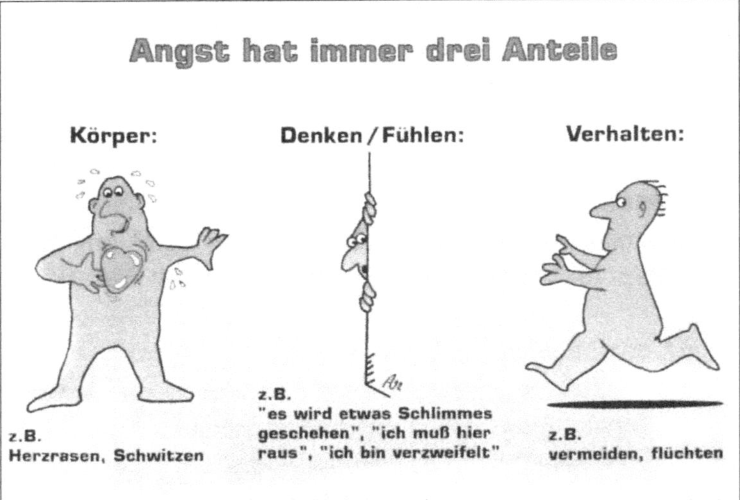

Die verschiedenen Komponenten treten nicht immer gleichzeitig oder gleich stark auf. Manche Menschen nehmen eher die *körperlichen Signale* wahr und bemerken sorgenvoll, dass ihr Herz wild pocht, dass sie schwitzen oder frieren, schnell atmen und das Gefühl haben, zu wenig Luft zu bekommen. Auch Schwindelgefühle, Mundtrockenheit, Übelkeit und so manch andere Beschwerden können Ausdruck des Angstgeschehens sein.

Auf der *kognitiven und emotionalen Ebene* beginnen sowohl die Gedanken als auch die Gefühle zu entgleiten, und es werden schlimmste Befürchtungen als nahezu real vorweggenommen.

»Bestimmt passiert etwas Schreckliches. Ich muss hier raus. Das Flugzeug wird abstürzen. Ich bekomme keine Luft. Es ist hier so eng. Womöglich werde ich ohnmächtig, bekomme einen Herzinfarkt … Ich halte das nicht aus …«.

Die Gedanken beginnen zu rasen, und Gefühle von Hilflosigkeit, Ausgeliefertsein oder Panik werden als unerträglich erlebt und zwingen die gepeinigten Betroffenen in einen sich immer schneller drehenden Angstkreislauf, der die Symptomatik noch verstärkt.[1]

Die *Verhaltensebene* geht oft mit der Vermeidung gefürchteter Situationen oder Objekte einher. Wer unter Flugangst leidet, wählt lieber andere Fortbewegungsmöglichkeiten, wie das Verreisen mit dem Zug oder dem Auto, oder storniert schon bereits gebuchte Flüge.

Ist ein Flug unvermeidbar, so kommt es oft zu einem »erstarrten« Verhalten. Die Passagiere sitzen stundenlang wie festgebunden in ihrem Sitz, vermeiden jede Bewegung, sind kaum ansprechbar und höchst konzentriert mit ihrer Furcht beschäftigt.

Andere ungünstige Verhaltensweisen beziehen sich auf betäubende Maßnahmen, wie ein oder mehrere Schlückchen Alkohol als Bewältigungsstrategie oder die Einnahme von Beruhigungstabletten.

---

1 Vgl. Kapitel »Und was liegt dahinter?«

Auch aggressives Verhalten ist oft Ausdruck von Angst, und so steckt bei den glücklicherweise nicht häufig auftretenden »Unruly Passengers« meist eine Kombination von Flugangst in Verbindung mit Alkohol dahinter.

Ein weiterer Versuch, die Angst auf der Verhaltensebene zu bewältigen, ist eine Art hilflose Abhängigkeit von begleitenden Personen, die Schutz vermitteln, oder die Mitnahme diverser Notfallmedikamente.

Nach dieser nüchternen Bestandsaufnahme kommen wir zur guten Nachricht.

Bei der Bewältigung von Angst setzen wir gezielt an den richtigen Ebenen an.

1. Die körperlichen Angstsignale werden dort bekämpft, wo sie spürbar sind – zum Beispiel durch Atem- und Entspannungsübungen.
2. Wer entgleitende Angstgedanken kennt, sollte sie gedanklich wieder einfangen. Anfangs mag das ungewohnt sein, doch mit den entsprechenden Anleitungen und etwas Training ist es gut umsetzbar.
3. Und diejenigen, die Flüge so gut wie möglich umgehen oder auch schon storniert haben – ja vielleicht kurz vor Betreten des Flugzeuges oder bereits auf ihrem Platz kehrtgemacht und im Schnellschritt Richtung Ausgang marschiert sind –, können lernen, dieses Vermeidungsverhalten zu durchbrechen. Es bringt ja doch immer nur kurzfristige Erleichterung und verstärkt das Problem im Grunde.

In diesem Buch werden Sie viele Strategien kennenlernen, die Ihnen helfen, bisher furchtbesetzte Bereiche bewusst aufzusuchen. So können Sie Ihr erworbenes Repertoire an hilfreichen Verhaltens- und Denkweisen gezielt an den jeweiligen Ebenen einsetzen.

Konkrete Angstbewältigung während des Fluges finden Sie anhand zahlreicher Fallgeschichten in Teil I, wobei ergänzend dazu die ausführlichen Anleitungen in Teil III beschrieben werden.

Auch wenn ein dauerhafter und entspannter Umgang mit bisher gefürchteten Situationen gut möglich ist, so ist es doch wichtig zu wissen, dass das Ziel jeder Behandlung nicht das unwiderrufliche Verschwinden der Angst sein kann. Sollten Sie von irgendjemandem eine derartige Ankündigung hören, so wäre das eine unseriöse Versprechung, die nicht der Realität entspräche.

Gefühle begleiten uns täglich, und wir wären Roboter, würden wir keine Emotionen wahrnehmen. So wie Empfindungen von Ärger oder Aufgebrachtsein selbst buddhistischen Mönchen nicht gänzlich fremd sind, verhält es sich auch mit Angst.

Ängste sind ein normaler Bestandteil der menschlichen Gefühlspalette und haben einen wichtigen evolutionstheoretischen Hintergrund. Sie dienen dazu, Menschen vor realen Gefahren zu bewahren. Manchmal gaukeln sie jedoch auch Gefährdungen vor, die nicht vorhanden sind, und können irrational und quälend sein. Ähnlich wie die Reaktion des Immunsystems auf harmlose Pollen. Dagegen gibt es erfolgreiche Bewältigungsmaßnahmen, und genau darum geht es auf den folgenden Seiten.

Durch die vermittelten Strategien werden Sie trainiert, Situationen, die bisher gefürchtet waren, gut zu bewältigen. Dadurch verschwindet auch das belastende Gefühl, Ängsten hilflos ausgeliefert zu sein. Sobald Sie den ersten Schritt unternehmen und die passenden Bewältigungswerkzeuge einsetzen, beginnen Sie, dem imaginären, aufgeblasenen Angstmonster die Luft auszulassen. Irgendwann wird es so mickrig klein sein, dass Sie es möglicherweise gar nicht mehr wahrnehmen.

Lassen Sie sich bitte nicht schrecken, falls manchmal schon überwundene angstbesetzte Konstellationen aus verschiedenen Gründen, wie z. B. Stress oder belastende Lebensumstände, kurzfristig aktualisiert werden. Das kann, muss jedoch nicht der Fall sein und ist nicht mehr mit der Ursprungsbelastung vergleichbar. Denn nun sind ja die entsprechenden Bewältigungsstrategien bereits erlernt und können jederzeit wieder angewendet werden. Je geübter Sie darin sind, desto souveräner werden Sie ab dann mit diversen angstbesetzten Ereignissen umgehen können.

Als Nebeneffekt sind viele der vorgestellten Tools auch für die Kontrolle anderer unangenehmer Gefühlsüberflutungen, wie z. B. des schon erwähnten starken Ärgers, anwendbar.

Sie werden in diesem Buch lernen, an welchen Ebenen Sie ansetzen können, und wie Sie Ihre persönliche Checkliste erstellen. Durch die vermittelten Strategien sollte es Ihnen möglich sein, bei leichteren Angstformen die Angst selbst gut zu bewältigen und bei schwereren Beeinträchtigungen eine hilfreiche Unterstützung zur vielleicht notwendigen psychologischen oder psychotherapeutischen Behandlung zu erhalten.

Und als »Bonusmaterial« werden Sie einiges über den Zuwachs an Stärke und Selbstvertrauen durch die gelungene Überwindung von Ängsten lesen.

SICH DER SITUATION STELLEN – ÜBERWINDUNG IST DER SCHLÜSSEL ZUM ERFOLG

»Tu, was du fürchtest, und die Furcht stirbt.«

Friedrich Nietzsche

»Sie werden nicht glauben, wohin ich gestern Abend noch gefahren bin!« Das Gesicht von Ulrike zeigte einen rosigen Hauch, ein Strahlen leuchtete aus ihren blauen Augen. Einen Tag zuvor war sie, ein wenig erschöpft, direkt aus Graz in meine Wiener Praxis gekommen. Wir hatten zwei Behandlungsstunden an aufeinanderfolgenden Tagen vereinbart. Am dritten Tag ging ihr Flug nach Frankfurt und am späteren Abend wieder zurück.

Ulrike hatte sich mit einer Bitte an mich gewandt, die ich normalerweise nicht gerne erfülle. Sie wollte eine »Blitz-Vorbereitung« für ihren geschäftlichen Flug, den sie kurzfristig wahrnehmen musste. Seit vielen Jahren war sie nicht mehr geflogen und konnte bisher immer triftige Argumente finden, weshalb diverse Reisen auch mit dem Auto gut möglich waren. Ein verständnisvoller Freund, der selbst gerne fliegen würde, hatte ihr mit seiner Rücksichtnahme liebevoll den Rücken freigehalten.

Erst kürzlich hatte sie sich beruflich verändert und gehofft, dass sie weiterhin ohne Flüge durchkommen würde. Doch nun war eine Kollegin, die sonst mit Freude alle Auslandstermine wahrnahm, ausgefallen, und die einzig mögliche Vertretung war Ulrike.

Verzweifelt hatte sie mir am Telefon ihre verzwickte Lage erklärt. In drei Tagen sollte sie fliegen und wusste nicht, wie sie das bewerkstelligen sollte. Früher war es mit dem Fliegen noch so recht und schlecht gegangen, doch seit einer technischen Rücklandung, die sie als junge Frau miterlebt hatte, wollte sie nie wieder ein Flugzeug besteigen.

Und so war sie zu mir gekommen, abgehetzt nach der langen Autofahrt, voller Erwartungsangst vor dem Flug und in der verzweifelten Hoffnung, dass ich ihr sehr kurzfristig helfen könne.

Ich erklärte ihr ein wichtiges Grundprinzip, das ich Betroffenen gerne vermittle:

Um Ängste abzubauen, ist es unumgänglich, sich in die angstbesetzte Lage zu begeben. Die beste Therapie ist nicht von Erfolg gekrönt, solange die Situation nicht tatsächlich erlebt und das Behandlungsziel überprüft wird!

Nur so kann das Gefühl nicht nur verspürt, sondern auch bewusst mit allen Sinnen wahrgenommen werden. Sie erleben, wie sich dieses Gefühl verändert, wenn Sie im Geschehen bleiben, ohne real oder auch nur gedanklich zu flüchten.

Es ist wichtig, Ängsten ihren Schrecken zu nehmen, indem man die unangenehmen Gefühle zuerst bedingungslos akzeptiert und danach ablaufen lässt. Stellen Sie sich vor, Sie kommen an einem schönen Sommertag nach dem Schwimmen aus dem Wasser und verspüren etwas Kälte. Sie akzeptieren die Kälte und lassen die nassen Tropfen einfach abperlen, ohne sich abzutrocknen. Anfangs mag das vielleicht unangenehm sein, doch wenn Sie es einfach zulassen, trocknet die Nässe schnell, und Sie fühlen sich nachher herrlich erfrischt.

Leicht gesagt, aber wie soll das mit der Angst funktionieren, werden Sie nun wahrscheinlich fragen. Gerade dann, wenn Sie sich schon unzählige Male in Situationen wiedergefunden haben, die Sie vor Angst fast verzweifeln ließen. Da kam plötzlich dieses beklemmende, immer stärker werdende Gefühl, rauszumüssen, Herzrasen, schwere Atmung und fürchterliche Gedanken, die eine Schreckstarre bewirken.

Und das soll man ablaufen lassen können, anstatt es nur schnell loshaben zu wollen?

Ja, unbedingt! Nur so werden Sie ganz alleine und niemand anderer und schon gar keine ruhigstellende Substanz die peinigenden Gefühle längerfristig besiegen. Bei der Praxis des »Ablaufen-Lassens« handelt es sich anfangs oft um den schwierigsten, aber dennoch entscheidenden Aspekt. Langfristig ist nur dadurch eine nachhaltige und andauernde Wirkung erzielbar.

Wichtig ist der Entschluss, in der Situation zu bleiben, egal wie schrecklich es sich anfühlen mag. Das bewusste, wiederholte Üben ist nicht immer angenehm, aber unerlässlich. Es ist vergleichbar mit Muskel- oder Fitnesstraining. Dieses muss man ebenfalls bewusst und lange genug ausüben und so manche Anstrengung auf sich nehmen, wenn man das erwünschte Ziel erreichen will.

Die wichtigste Grundlage für jedes Angstbewältigungstraining ist die Erkenntnis, dass Ängste zwar lästig, quälend und mühsam, jedoch nicht gefährlich sind.

Ausgestattet mit diesem beruhigenden Wissen, geht es um eine achtsame Grundhaltung. Es handelt sich dabei um ein neutrales Wahrnehmen der aktuell vorherrschenden Gefühle und körperlichen Empfindungen, wie Herzklopfen, schnelle Atmung oder Magenziehen. Diese werden zwar gespürt, sollen aber nicht mit Attributen wie »schrecklich, unerträglich, schmerzhaft, unangenehm« oder anderen negativen Eigenschaften bewertet werden. So wie es sich anfühlt, darf es sein. Versuchen Sie nicht, sich dagegen zu wehren oder die Angst und ihre Begleiterscheinungen so schnell wie möglich abzuschütteln. Es darf sich so anfühlen, wie es gerade ist. Am besten ist eine Haltung des Loslassens und die Angst zu akzeptieren, anstatt gegen sie anzukämpfen. Das kostet nur unnötig viel Kraft und führt in einen Angstkreislauf, der später noch beschrieben wird.

Bei Ulrike gingen sich nach diesen Erklärungen noch einige andere Angstbewältigungstipps aus, danach verabschiedeten wir uns bis zur Sitzung am nächsten Tag.

»Jetzt bin ich gespannt, wo Sie gestern noch gewesen sind?«, fragte ich Ulrike tags darauf.

»Ich war nach Ihren Erklärungen so motiviert, dass ich meinem Freund, der mich nach Wien begleitet hat, ganz begeistert davon erzählt habe.« Schmunzelnd meinte sie weiter. »Mein Freund ist ein Praktiker und hat spontan vorgeschlagen, ich solle als Vorübung zum Flug doch gleich einen Versuch starten und etwas wagen, was ich mich bisher nicht getraut habe. Da habe ich ihm erzählt, dass ich Hochschaubahnen schrecklich finde und nach einem Versuch in meiner Jugend nie wieder in so ein Gefährt eingestiegen bin. Gleich nachdem ich mich ›geoutet‹ hatte, tat es mir schon wieder leid. Ich ahnte nämlich, was er nun sagen würde. Und tatsächlich, er meinte grinsend: ›Sehr gut, dann fahren wir jetzt in den Prater[2] und setzen uns in so ein Ding.‹

In diesem Moment wurde mir ganz flau im Magen, und ich fürchtete mich immens. Aber nun hatte mich mein Freund doch so lieb herbegleitet, hatte lange für mich aufs Fliegen verzichtet, und ich möchte ja selbst morgen gut fliegen können. Also, und ich kann es selbst kaum glauben, ich bin wirklich mit einer furchterregend aussehenden Hochschaubahn gefahren. Kurz vor dem Einsteigen wollte ich am liebsten wieder davonlaufen. Aber mein Freund war hart-

2 Vergnügungspark in Wien

näckig. Ich dachte, das werde ich nicht überstehen, mir war schwindlig, und ich war nahe am Weinen. Doch dann sind mir wieder Ihre Worte eingefallen, und ich habe mir gedacht, es ist egal, wenn die Angst da ist, ich lasse sie einfach zu, und sie soll mitfahren. Was soll schon passieren? Das Gefühl im Magen war anfangs zwar unangenehm, aber irgendwann konnte ich nicht mehr unterscheiden, ob es aus Angst oder vom ständigen Rauf- und Runterfahren kam. Und nach dem ersten Schrecken habe ich mich unglaublich gefreut, dass ich mich getraut habe und dass es gar nicht so schlimm wie befürchtet war. Es war ein fast unwirklich schönes Hochgefühl, und ich bin richtig stolz auf mich!«

Nach Ulrikes Erzählungen besprachen wir noch einige weitere Tipps für den bevorstehenden Flug, und sie verließ, ausgestattet mit Vertrauen, meine Praxis.

Zwei Tage später meldete sie sich telefonisch und berichtete mir mit großer Freude über ihre gut verbrachten Flüge. Auch ihr Freund war überglücklich, er war als mein »Co-Therapeut« in diesem Fall eine große Hilfe gewesen.

Ulrike kam bei weiteren Wien-Aufenthalten noch manchmal zu einigen ergänzenden Unterweisungen. Mittlerweile ist sie schon mehrere Male mit Erfolg geflogen und fühlt sich nun frei von dieser Angst und erfüllt in ihrer neuen beruflichen Tätigkeit.

WAS TUN BEI PANIKATTACKEN?

»Ding-Dong.« Ich sitze mit einem angespannten, sich der Flugangst stellenden Grüppchen von Passagieren angeschnallt im Flugzeug. Das Signal an die Kabinenbesatzung, sich für den Start schnellstmöglich auf ihre Positionen zu begeben, löst bei Karoline neben mir die Vorstufe zur Panik aus.

Glücklicherweise ist sie auf diese Gefühle schon lange und professionell vorbereitet. Wiederholte Male habe ich den Teilnehmern erklärt, dass auch Panikattacken, so belastend sie sein mögen, nichts anderes als intensive Angstreaktionen sind. Die dazugehörigen Gefühle, wie Atemnot, Herzrasen, Schwindel, Zittern, Übelkeit bis hin zur Angst, sterben zu müssen, werden von den bedauernswerten und im Vorfeld oft unwissenden Betroffenen natürlich als extrem bedrohlich erlebt. Es kommt daher in Folge zu noch größeren Ängsten vor einem nochmaligen Auftreten dieses Zustands. Erwartungsangst führt oft in einen Angstkreislauf, in dem sich Angstgefühle und die begleitenden körperlichen Signale immer weiter steigern. Danach kommt es längerfristig meist zu einem umfangreichen Vermeidungsverhalten, das sich auf verschiedenste Lebensbereiche ausweiten kann. Der Leidensdruck wird größer und größer, und nicht nur die angstbesetzte Situation selbst, sondern auch das Leben ganz allgemein scheint manchmal kaum noch zu bewältigen.

Das ist umso bedauerlicher, denn es fehlt häufig nur am oftmals entlastenden Wissen. Panikattacken sind ungefährlich, und sie können mit der nötigen Grundinformation und dem richtigen Verhalten gut bewältigt werden.

Oft erhöhen starke und länger dauernde Grundanspannungen das Auftreten von Panikattacken, da der Stresspegel auch bei nachlassender Belastung nicht schnell auf ein verträgliches Maß absinkt. Deshalb wird manchmal Angst sogar aus »heiterem Himmel« in einer durchwegs entspannten Lage, wie z. B. beim Fernsehen, überfallsartig erlebt.

So oder so dauern auch stark ausgeprägte Angstgefühle nur einen kurzen Zeitraum, der selten länger als einige Minuten bis zu einer halben Stunde anhält. Ausgestattet mit dieser Kenntnis und bewusst gesteuerter Atmung, klingen Panikattacken erfahrungsgemäß in überschaubarer Zeit ab.

Aufgrund ihres anderen Blickwinkels sind manchmal auch Mediziner, die aus Sorge vor einem vermeintlichen Herzinfarkt herbeigerufen werden, nicht immer umfassend über die psychologischen Ursachen von Panikattacken informiert. Es möge nicht als Kritik an Ärzten verstanden werden, denn es liegt in deren Verantwortung, schnell Hilfe zu geben, die nach Ausschluss von körperlichen Gefahren in der Verabreichung beruhigender Medikamente besteht. Kurzfristig ist dies für Betroffene oft durchaus wichtig und entlastend, doch längerfristig kommt es durch unbehandelte starke Ängste mehr und mehr zur »Angst vor der Angst«, bis letztendlich und hoffentlich irgendwann die richtige Behandlung gefunden wird. Diese besteht erfahrungsgemäß nicht in der dauerhaften Einnahme von beruhigenden oder antidepressiven Mitteln, sondern beruht auf gut bewährten, verhaltenstherapeutischen Methoden, auf die in den folgenden Kapiteln ausführlich eingegangen wird.

Wie geht es Karoline? Seit Betreten des Flugzeugs hat sie tapfer einige der gelernten Angstbewältigungsstrategien umgesetzt. Ich sitze an ihrer linken Seite und leite sie immer wieder zum adäquaten Verhalten an. Zwischendurch wende ich mich Paul zu, der an meiner anderen Seite sitzt. Er spricht viel, wohl auch, um die immer beklemmender werdende Angst zu übertönen.

Auch meine anderen Schützlinge beruhige ich mit aufmunternden Blicken und Worten.

Jetzt heulen die Triebwerke auf, der Start auf der Piste beginnt, das Flugzeug wird schneller und schneller. Karoline atmet rasch – viel zu schnell und oberflächlich hebt sich ihr Brustraum. Tränen rinnen über ihre Wangen, und sie drückt fest meine Hand. Das ist zwar in psychologischen Settings normalerweise nicht üblich, doch in solchen Ausnahmesituationen durchaus verständlich und entlastend.

»Ruhig atmen – einatmen und laaangsam ausatmen. Lassen Sie die Luft ganz bewusst bis in den Bauch strömen. Spüren Sie, wie sich die Bauchdecke hebt und senkt. Legen Sie am besten eine Hand auf den Bauchnabel, um die Bewegungen des Atems im Bauchraum zu spüren. Die Anspannung fällt mit jedem Ausatmen mehr und mehr ab, es wird immer leichter, die Atmung wird ruhiger. Lassen Sie alle unangenehmen Gefühle mit jedem Ausatmen los. Spüren Sie, wie diese Anspannungs- und Angstgefühle jedes Mal Stück um Stück Ihren Körper verlassen.« Beständig wiederhole ich diese Worte.

Nun werden wir gegen die Rückenlehnen unserer Sitze gedrückt, und das Flugzeug hebt ab. Steil zieht es nach oben. Es poltert laut, und ein kleines Ruckeln geht durch das Flugzeug, als das Fahrwerk eingezogen wird. Die nächste zusätzliche Anspannung bei Karoline und Paul ist deutlich zu beobachten. Ein bisschen fühlt es sich wie beim Bergauffahren mit einer Hochschaubahn an. Im gleichen Moment neigt sich eine Seite mitsamt dem Flügel nach unten. Diese Kurve, die oft nach dem Start zu nehmen ist, wird von fast allen Passagieren als nicht sehr angenehm wahrgenommen. Auch Karoline kämpft mit dem unheimlichen Kippgefühl.

Paul wird kurz still, ich fordere ihn ebenfalls zum langsamen Atmen auf und lobe ihn. Karoline atmet noch immer schnell, sie weint und zittert am ganzen Körper. Ein leises »Ich fühl mich so komisch« kommt von ihren Lippen. Danach spricht sie nicht weiter, was bei starken Ängsten und Paniksituationen oft üblich ist. Die Angst wird meist still gegen sich selbst gerichtet und ist dadurch noch peinigender.

»Wir sind schon oben, der Start ist geschafft. Sie machen alles wunderbar richtig. Spannen Sie kurz Ihre Muskeln an, um dann schnell wieder loszulassen. Genauso, wie ich es Ihnen zeige. Und gleich nochmals. Ja, sehr gut. Jetzt beständig weiter bis in den Bauch atmen, einatmen und laaange ausatmen, die Spannung fällt ab, es wird immer leichter.«

Erfreute Gesichter drehen sich aus verschiedenen Richtungen zu mir. Es sind Seufzer zu hören, Lachen und Worte der Erleichterung. Ich lächle, spreche meine Bewunderung aus und gebe ein Daumen-hoch-Zeichen. Eine ganz besondere Mischung aus Angst, Freude, Erleichterung, Tränen, Lachen, Skepsis ist spürbar.

Noch immer widme ich Karoline meine konzentrierte Aufmerksamkeit und beruhige sie: »Sie haben den Start schon geschafft. Es ist normal und verständlich, wie Sie sich jetzt fühlen. Lassen Sie die Angst ablaufen, so wie wir es besprochen haben. Es passiert nichts. Bleiben Sie mit der Aufmerksamkeit bei der Atmung und stoppen Sie destruktive Angstgedanken. Denken Sie an das imaginäre ›Angstmonster‹, von dem ich erzählt habe und das sich unbändig freut, Sie nun schrecken zu können. Nehmen Sie ihm den Wind aus den Segeln und lassen Sie die Angstgefühle einfach zu. Wehren Sie sich nicht dagegen, lenken Sie die Aufmerksamkeit immer wieder auf den Atem. Somit wird dem gedanklichen Störenfried die Nahrung entzogen und er schrumpft immer weiter. Bleiben Sie mit Ihrer Wahrnehmung ganz bewusst im Hier und Jetzt. Ergreifen Sie die Sitzlehnen, spüren Sie Ihre Füße am Boden und bleiben Sie mit Ihren Gedanken hier.«

Karolines Hände sind feucht. Ich merke ihren inneren Kampf. Das Zittern, die Tränen, die schnelle Atmung. Die verkrampfte Körperhaltung. »Und jetzt immer wieder die Hände zur Faust ballen und alle Muskeln anspannen, kurz gespannt halten und dann schnell wieder loslassen«, weise ich sie zusätzlich an.

Und wirklich, mit der Zeit wird ihr Atem ruhiger. Es sind ein bisschen mehr als 10 Minuten vergangen. Sie blickt hoch und sieht mich an. Ihr Gesicht ist mit Wimperntusche verschmiert. Doch erstmals an diesem Tag, der für uns gemeinsam schon viele Stunden dauert, huscht ein sehr kleines Lächeln über ihr Gesicht.

»Danke, danke«, sind ihre ersten Worte nach der Panikattacke. »Ich glaube, es wird besser. Hoffentlich hab ich Ihnen nicht wehgetan, ich hab Sie schon fest gezwickt.«

»Das ist völlig in Ordnung, ich freue mich so sehr, dass Sie die Angst ausgehalten haben und dabeigeblieben sind. Wie geht es Ihnen?«

Nun sprudelt es aus ihr heraus. Eine bunte Mischung aus Weinen, Lachen, Kopfschütteln und großer Freude. Ihre Euphorie ist spürbar und berührt mich sehr.

Inzwischen melden sich auch die anderen Teilnehmer. Fast alle haben strahlende Gesichter, gratulieren Karoline und berichten über ihre eigenen Eindrücke. Die Anschnallzeichen sind noch eingeblendet. Das Flugzeug ist nun im sanften Steigflug, und die Flugbegleiter beginnen mit den Vorbereitungen für den Kabinenservice. Unser Kapitän meldet sich über Bordfunk. Ruhig, mit der typisch tiefen Piloten-Funk-Stimme. Vertrauenserweckend und sympathisch informiert er über die Flugroute.

Alle Teilnehmer hören aufmerksam zu, freudig, ihn nun auch im Flugzeug zu hören. Sie haben ihn schon vor dem Flug kennengelernt und gespannt all seinen Erklärungen gelauscht. Die allgemeine Freude ist groß und drückt sich in überschäumenden Rückmeldungen aus. Das Signal, dass die Sitzgurte gelöst werden können, motiviert einige, von den Plätzen aufzustehen und ihre Eindrücke mit den anderen zu teilen. Immer wieder höre ich: »Sie hatten recht, es war nicht einfach, aber diesmal ganz anders und viel besser als bei meinen letzten Flügen.«

Karoline umarmt mich mehrmals bis zu unserer Ankunft in Wien und zum Abschied nochmals ganz herzlich. Ihr Freund erwartet sie spätabends mit einem großen Luftballon am Flughafen. Wir alle sind gerührt. Beide strahlen und gehen eng umschlungen in Richtung Ausgang.

Auch so können lästige Panikattacken ein gutes Ende finden und oft für immer ihre Macht verlieren.

WOHER KOMMT DIE LÄSTIGE ANGST?

Erich Kästner, einer der bekanntesten Schriftsteller und Kinderbuchautoren des 20. Jahrhunderts, meinte: »Wenn einer keine Angst hat, dann hat er keine Phantasie.«

In der einen oder anderen Form kennen alle Menschen Angst. Die einen mehr und die anderen weniger. Ich wage sogar die Behauptung: »Wenn einer keine Angst hat, dann spricht er nicht die Wahrheit.«

Möglicherweise kennen Sie ja Menschen in Ihrem Umfeld, die »tough« und beruflich hoch qualifiziert sind, doch den Besuch beim Zahnarzt so lange hinausschieben, bis sie es vor Schmerzen nicht mehr aushalten.

Oder eine üblicherweise coole 17-Jährige, die beim Anblick einer mittelgroßen schwarzen Spinne zum panisch schreienden, die Flucht ergreifenden Kleinkind zu mutieren scheint.

Vielleicht den besten Freund, der einfühlsam und hilfsbereit ist, jedoch beim Blutabnehmen schon mehrmals kollabiert ist.

Und die Nachbarin, die Ihnen unlängst im Vertrauen berichtet hat, nicht mehr alleine in den Supermarkt gehen zu wollen. Aus Angst vor dem Gedränge und den vielen Menschen.

Vielleicht haben Sie auch eine Nichte, die lieber zu Fuß vier Stunden auf den höchsten Berg wandert, um nur ja keine Gondel betreten zu müssen.

Und da ist vielleicht noch der Arbeitskollege, den Sie ob seiner Sportlichkeit bewundert hatten, bis er bei der letzten

Weihnachtsfeier nach zwei Gläsern Wein gestanden hat, die sieben Stockwerke ins Büro nur deshalb zu Fuß zu erklimmen, um nicht in den Lift steigen zu müssen. Zu klein, zu eng, zu stickig und zu groß die Gefahr, eines Tages möglicherweise wieder, wie schon einmal, eingesperrt zu werden.

Ach ja und da gibt es noch den Sohn einer Freundin, der nachts nur mit schummriger Beleuchtung schlafen kann. Weder er noch seine Eltern wissen so recht, warum.

Sie merken schon, Ängste sind uns allen bekannt und ein normaler Bestandteil menschlicher Gefühle. Sie beinhalten einen wichtigen evolutionär geprägten Hintergrund, nämlich uns Menschen vor Gefahren zu schützen. Wir können über diesen Schutzmechanismus sehr froh sein.

Als unsere Vorfahren vor Tausenden von Jahren noch in der freien Natur lebten, war Angst von großer Bedeutung und überlebensnotwendig. Sobald ein Rascheln im Laub bemerkt wurde, das auf die mögliche Begegnung mit einem – sagen wir – Säbelzahntiger hinwies, versetzten körperliche Empfindungen Menschen in kürzester Zeit in die Lage, rasch zu reagieren. Das Herz schlug schneller, die Muskeln spannten sich an, und all das bereitete unsere Urahnen in Sekundenschnelle darauf vor, entweder zu kämpfen oder zu flüchten.

Diese automatisch ablaufenden Reaktionen funktionieren auch heute noch gleichermaßen gut und sind unsere Bodyguards in der Gefahrenabwehr. So springen wir reflexartig zur Seite, wenn wir als Fußgänger beim Überqueren der Straße ein leise fahrendes Auto überhört haben.

Manchmal gaukeln Ängste jedoch Gefahren vor, die nicht vorhanden sind, und dann können sie irrational und quälend werden. Das ist bei Angstzuständen der Fall, und eben auch bei Flugangst. Wäre das Fliegen gefährlich, so gäbe es nicht an die vier Milliarden Passagiere pro Jahr, die gut und sicher ihr Reiseziel erreichen. Jede Autofahrt ist um ein Vielfaches riskanter als der bevorstehende Flug, doch darüber machen sich nur wenige Menschen Gedanken. Das ist auch gut und richtig, denn sonst könnte jede Fahrt mit dem Wagen ebenfalls zur Qual werden. Auf jeden Fall hat die Angst vor dem Fliegen etwas mit verzerrter Risikoeinschätzung zu tun. Fliegen zählt zu den sichersten Fortbewegungsarten, und trotzdem erscheint es den meisten Menschen als gefährlich. Ein Grund dafür ist das *subjektive* Kontrollgefühl. Dieses wird bei jeder Autofahrt massiv überschätzt, hingegen beim Fliegen unterschätzt. Warum dies so ist, finden Sie im Kapitel »Ich kann nichts tun – Kontrollverlust«.

Der erste Schritt jeder Behandlung ist daher, sich die Irrationalität der jeweiligen Ängste bewusst zu machen. Das alleine ist für eine erfolgreiche Bewältigung zwar oft nicht ausreichend, doch es bildet die Basis, auf der alle weiteren Strategien aufbauen können.

In psychologischen Experimenten wurde festgestellt, dass Ängste meist durch unangenehme Erfahrungen mit einer bestimmten Konstellation erlernt und in weiterer Folge konditioniert wurden. Danach reicht es aus, in einer ähnlichen Lage oder durch auslösende Reize eine Verknüpfung mit der Vergangenheit herzustellen, um wieder große Furcht zu empfinden. In den Anfangszeiten psychologischer Forschungen untersuchte man diese Effekte an Ratten. Ihnen wurde jedes Mal, wenn sie Futter bekamen, ein Signalton vorgespielt. Nach mehreren Versuchsdurchgängen bekamen sie jedoch gleichzeitig einen sanften elektrischen Stromstoß verpasst. Es ging dabei nicht um große Schmerzhaftigkeit, sondern eine kleine Unannehmlichkeit. Die Stromstöße wurden einige Male wiederholt und dann wieder beendet. Die Ratten hörten wieder nur den neutralen Ton alleine, hatten sich jedoch angewöhnt, vor dem unangenehmen Reiz, also dem Stromstoß, zu flüchten. Und so liefen sie in weiterer Folge auch vor dem Signalton davon, obwohl dieser ursprünglich ganz indifferent besetzt war. Sie hatten also gelernt, vor einem harmlosen Ton Angst zu entwickeln.

Bei uns Menschen funktioniert das Angstlernen auf die gleiche Weise. Ist man irgendwann auf einem Flug in starke Turbulenzen geraten, so wird man von da an schneller Flugangst entwickeln als eine Flugbegleiterin, für die das Wackeln eine normale Begleiterscheinung ihrer zahlreichen Flüge ist. Manchmal lernt man auch an »Modellen«, und es genügen Erzählungen anderer Menschen, um Befürchtungen zu wecken, oder das Vorbild von Eltern und nahen Bezugspersonen. Ängste sind jedenfalls ein normaler Bestandteil unseres Lebens und sollten als solcher akzeptiert und nicht überbewertet werden. Wenn sie allerdings ein gewisses Ausmaß überschreiten, bringen sie mehr Nachteile als Vorteile und können in Angststörungen übergehen.

Das ist dann der Fall, wenn:

- sie übermäßig stark ausgeprägt sind,
- sie sehr häufig auftreten,
- zu fürchten ist, ihretwegen die Kontrolle über die eigenen Reaktionen zu verlieren,
- Einschränkungen in der Lebensführung in Kauf genommen werden, um sie zu vermeiden, und/oder wenn großer Leidensdruck entsteht.

Sollten Sie sich in einer dieser Kategorien wiederfinden, so möge Ihnen die Tatsache Zuversicht geben, dass Ängste gut zu behandeln sind. Und mit der Lektüre dieses Buches und den darin vermittelten Bewältigungsmöglichkeiten befinden Sie sich bereits auf einem guten Weg.

Darüber hinaus hilft auch etwas Leichtigkeit und sich selbst mit wohlwollendem Augenzwinkern die positiven Begleiterscheinungen bewusst zu machen. Menschen, die leichter Angst empfinden, sind nämlich meistens auch kreative Personen, wie schon der erwähnte Erich Kästner trefflich festgestellt hat. So habe auch ich beobachtet, dass sich unter vielen Klienten, die ich im Laufe meiner beruflichen Ausübung begleiten durfte, sehr oft künstlerisch und schöpferisch Tätige befanden. Auch empathisches Einfühlungsvermögen und soziale Kompetenz sind häufig angenehme Eigenschaften von betroffenen Personen und machen diese oft zu beliebten Mitmenschen.

Betrachten Sie Flugangst daher auch aus diesem Blickwinkel. Sie ist nur ein kleiner Teil Ihrer vielschichtigen Persönlichkeit. Diese hat mit Sicherheit viele positive Aspekte, um die Sie vielleicht von anderen Menschen sogar beneidet werden.

Und was liegt dahinter?

Wodurch wird aus »normalen« Angstgefühlen, die uns allen bekannt sind, eigentlich eine Angststörung? Die Antwort auf diese Frage ist selten nur mit einem Satz zu beantworten, denn meistens geht es um ein Zusammenwirken mehrerer Faktoren.

Da ist diese kleine genetische Komponente einer generell höheren Angstbereitschaft, die bei manchen Menschen vorhanden sein kann. Auch wenn sie ein günstiger Nährboden ist, auf dem Angst schneller wachsen kann, reicht sie jedoch nicht aus, um eine Panikattacke in 10.000 m Höhe zu bekommen.

Umgekehrt können Furcht, Schrecken und Panik auch auf einem »ungedüngten« Boden herrlich gedeihen, wenn mehrere Umstände zusammenkommen und dadurch zu begünstigenden Faktoren wie die folgenden werden.

Unangenehme Erfahrungen mit einer Situation

Eine halbe Stunde am Boden im überhitzten und vollbesetzten Flugzeug auf den Start zu warten, dann heftiges Wackeln über die gesamte Flugstrecke. Dazu ein stundenlang schreiendes Baby im Rücken und ähnliche missliche Umstände können dazu führen, dass Fliegen auf der persönlichen Liste der Lieblingsbeschäftigungen von einem ohnehin hinteren Reihungsplatz noch weiter nach unten sinkt.

Modell-Lernen an Bezugspersonen

»Meine Mutter hatte immer Angst beim Fliegen. Sie hat mich schon als Kind beim Start fest an der Hand gehalten und ist den ganzen Flug wie versteinert auf ihrem Sitz geblieben. Im Urlaub am Meer hat sie spätestens am dritten Tag gestöhnt, wenn sie vom gefürchteten Rückflug sprach.«

Sollten Sie ähnliche Erlebnisse gemacht haben, ist es zwar nicht ausgeschlossen, aber eher unwahrscheinlich, dass Sie selbst zu leidenschaftlichen Fliegern werden.

Erziehungsstil

Überbeschützende und schnell besorgte Elternteile übertragen Ängste leicht auf ihre Kinder. Sie erschweren, wenn auch aus Liebe, die Entwicklung eines robusten Selbstvertrauens.

Negative Informationen

Rückblickend betrachtet, wirken Erzählungen von Reiserückkehrern manchmal so, als ob es an ein Wunder gegrenzt hätte, dass sie diesen Flug überlebt haben. Bei genauerem Hinterfragen handelt es sich meistens um alltägliche, wenn auch für die Passagiere vielleicht nicht immer angenehme Situationen. Dazu gehören die vermeintlich furchterregenden Turbulenzen, Gewitter oder eine technische Rücklandung. Aus diesem Grund ist es gerade beim Thema Fliegen sehr wichtig, genügend Informationen über alle Hintergründe zu besitzen.

Ein anderer Aspekt bezieht sich auf mediale Berichterstattungen, denn jeder Flugzwischenfall und verständlicherweise auch jeder Flugunfall wird ausführlich veröffentlicht und kommentiert. Die wenigen Zwischenfälle erregen unsere ganze Aufmerksamkeit und lassen für viele diesen Bereich in einer dadurch verzerrten Vorstellung als etwas Bedrohliches erscheinen.

Betrachtet man die Relation von nahezu 40 Millionen Passagierflügen pro Jahr mit der durchschnittlichen Anzahl von 10 schwerwiegenden Flugunfällen,[3] so erkennt man schnell die zwar nie gänzlich auszuschließende, doch sehr unwahrscheinliche Möglichkeit solcher Unglücke.

Gedankliche Fehleinschätzungen

Psychologisch betrachtet, handelt es sich dabei um kognitive Verzerrungen, die eine zentrale Rolle für die Entstehung von Angstthemen spielen. Situationen, Reize oder Körperwahrnehmungen werden als vermeintlich bedrohlich angesehen und lösen schlimmste Befürchtungen aus.

Für die Angstbehandlung ist die Korrektur von Fehleinschätzungen wichtig und unumgänglich.

---

3 Fußnote: Quelle IATA

DER FLUGANGST-ENTSTEHUNGSMIX

Gerade Flugangst ist meist durch ein Zusammenwirken mehrerer Faktoren bedingt. Zu den schon beschriebenen gibt es beim Fliegen eine Vielzahl von Einflüssen, die es fast unwahrscheinlich erscheinen lassen, entspannt an seinem Orangensaft nippend, die Schäfchenwolken von oben zu betrachten und nicht verkrampft und schnell atmend auf die Landung zu warten.

Oft ergeben sich schon im Vorfeld Belastungen, die das Anspannungsniveau höher steigen lassen. Verbunden mit anderen Faktoren, wie einer ohnehin skeptischen Einstellung zum Fliegen, subjektiv negativen Erfahrungen, wenig Hintergrundwissen oder Gefühlen des Kontrollverlusts, reichen dann schon harmlose Begleitumstände, wie Turbulenzen oder Enge im Flugzeug, aus, um Angstgefühle in Gang zu setzen.

Auch werden gebräuchliche und harmlose Reize, wie diverse Fluggeräusche oder Flugbewegungen, oft falsch – nämlich als potenziell bedrohlich – bewertet. Sogar die Gesichtsausdrücke der emsig herumlaufenden Flugbegleiter werden genauestens studiert. Sobald diese von ihrem meist strahlenden Lächeln für kurze Zeit in ihre alltägliche Mimik wechseln, wird das von flugängstlichen Passagieren schnell als Vorzeichen einer drohenden Katastrophe gedeutet.

Vieles im Flugzeug wird durch mangelndes Wissen und fehlende Routine als unangenehm empfunden und in weiterer Folge fälschlicherweise als gefährlich interpretiert. Begleitende Angstthemen, die im Buch vorgestellt werden, spielen bei Flugangst ebenfalls eine große Rolle.

Stress – ein Brandbeschleuniger

»Ich bin im Stress« – in unserer schnelllebigen und anforderungsreichen Zeit ein oft gehörter Satz. Im Grunde genommen ist »Stress« ja etwas Positives, denn wir brauchen Herausforderungen als Motor für unser Handeln. Sofern Stress und Anforderungen im Gleichgewicht mit unseren Kapazitäten liegen, ist alles wunderbar und verleiht uns Kraft. Umgekehrt können sich zu wenige Anforderungen und Langeweile sogar negativ auf das Befinden auswirken. Gerade ältere, einsame Menschen können davon betroffen sein, und viele von uns kennen vielleicht unfreiwillig »unterforderte« Menschen.

Ob eine Gegebenheit als unangenehm stressig empfunden wird, ist individuell sehr unterschiedlich. Es hängt viel von der Einschätzung der eigenen Bewältigungsmöglichkeiten ab. Ist diese gering, so wird dadurch das persönliche Erleben in ungünstiger Weise beeinflusst.

Tagtäglich wirken viele Stressoren auf jeden von uns ein. Das beginnt beim verlegten Autoschlüssel oder der Begegnung mit einem unfreundlichen Verkäufer. Berufliche Anforderungen erhöhen den Stresslevel ebenso wie Konfliktgespräche mit Familienmitgliedern. Dann gibt es noch Arzttermine, gesundheitliche Probleme und die ganze Palette an alltäglichen Forderungen.

Angstreaktionen sind in vielerlei Hinsicht mit Stress gleichzusetzen. Daher stehen Angst und Stress auch in engem Zusammenhang. Die Schwelle zur Angst wird umso schneller überschritten, je höher das allgemeine Anspannungsniveau bereits ist. Wer schon abgehetzt und mit diversen Anforderungen konfrontiert das Flugzeug betritt, wird schnell jedes kleine Wackeln, einen Signalton oder die Mimik der Flugbegleiter als unangenehm und potenziell gefährlich beurteilen. Würde die gleiche Person entspannt und gut ausgeruht den

Flug antreten, wären all diese normalen Begleiterscheinungen des Fliegens für sie gar nicht wahrnehmbar oder nur von geringer Bedeutung.

All diese Informationen konnten Ricardo, einem Unternehmer mittleren Alters, hervorragend helfen. Bis einige Monate zuvor war er immer gerne geflogen. Schon als Kind war er mit seinen Eltern einige Male an schönen Ferienorten und verband nur gute Erinnerungen mit dem Fliegen. Oft wurde er damals von den Stewardessen regelrecht verwöhnt. Der kleine Bub mit dunklen Haaren und einem charmanten Lächeln. Auch als erwachsener Mann war er eine sympathische Erscheinung, und man hörte ihm gerne zu.

Ricardo hatte eine eigene kleine Firma und war in den letzten Jahren mehr unterwegs als zu Hause. Er bezeichnete sich als Viel- und Gernflieger. Oft war er froh, im Flugzeug einfach nur sitzen zu können und manchmal vor Erschöpfung sogar noch vor dem Start einzuschlafen. Der Geruch des Fliegers, das meist gute Essen, das Surren der Triebwerke, das einschläfernde Wackeln, gelegentlich ein kleines Schlückchen Wein, all das hatte er jahrelang genossen.

Vor einiger Zeit war er noch gestresster als üblich zum Flugzeug gerast und hatte es gerade noch in letzter Sekunde erwischt. Er musste zum Gate laufen, denn sein Name wurde bereits aufgerufen. Sogar während dieses Hastens gab es noch den einen oder anderen wichtigen Anruf. Keuchend und verschwitzt erreichte er als letzter Passagier das Flugzeug, wo bereits über 100 Passagiere nur noch auf ihn warteten.

Als er seinen kleinen Koffer ins obere Handgepäckfach legen wollte, sprang dieser auf, und der ganze Inhalt fiel auf die Sitze, den Boden und auf einige Passagiere. Auch wenn ihm die nette Flugbegleiterin gleich beim Aufräumen half, so war ihm die ganze Sache sehr unangenehm. Er spürte den Groll und Unmut der in der Nähe sitzenden Mitreisenden.

Von irgendwo vernahm er eine unfreundliche Bemerkung, bis er endlich völlig aufgewühlt auf seinem Sitz Platz nahm. Kaum hatte er den Sicherheitsgurt angelegt, setzte sich der Flieger schon in Bewegung. Fast hätte man glauben können, dass die Piloten regelrecht zur Startbahn rasten, um die Verspätung aufzuholen.

Ricardo wurde beim Start in seinen Sitz gepresst, dann legte sich das Flugzeug schief in eine steile Kurve. Und im gleichen Moment gab es ein heftiges Schütteln, das einige Zeit anhielt.

Kurz hatte er das Gefühl, der große Vogel stürze ab, und zum ersten Mal verspürte er beim Fliegen richtig Angst. Es war nur eine kurze Zeit, doch die reichte aus, um den Flug zur Qual werden zu lassen. Er verstand das Ganze nicht. Immer hatte er Spaß beim Fliegen gehabt und nun plötzlich pure Angst. Sein Hemd war nass vom Schweiß, die Hände zitterten, und am liebsten wäre er weggelaufen. Doch wohin, hoch über der Erde? Sein Herz klopfte wild, und gleichzeitig schimpfte er innerlich mit sich selbst. »Was soll das, du Weichei?! Das darf doch nicht wahr sein, ich hatte niemals Angst.«

Diese inneren Monologe verstärkten seine Gefühle von Angst, Anspannung, Scham und Ärger über sich selbst noch. Irgendwann war der Flug zu Ende, und Ricardo nur noch erleichtert, wieder auf dem Boden zu sein.

In der darauffolgenden Woche stand der nächste Flug bevor, und er spürte erstmals in seinem Leben Besorgnis, wie dieser werden würde. Wieder empfand er beim Fliegen großes Unbehagen und Ärger über sich selbst.

So ging das in ähnlicher Weise bei den nächsten Flügen, und jeder Flug bedeutete für ihn neuerlich eine große Anstrengung. Irgendwann wurde ihm das zu lästig, und er beschloss, etwas dagegen zu unternehmen. Er wollte wieder die Freude bei all seinen vielen Flügen erleben, wie er sie von früher kannte.

Und wirklich halfen ihm die Aufklärung über den Zusammenhang von Stress und Angst sowie die Bewältigungstipps. Nun konnte er sich nämlich erklären, woher die plötzliche Flugangst kam. Das gab ihm Vertrauen und erhöhte sein seit diesem unangenehmen Flug angeschlagenes Selbstbewusstsein.

So wie Ricardo geht es manchmal auch anderen Vielfliegern, die auf einem Flug ein unangenehmes Erlebnis haben. Diese Irritation kann ihr bisheriges Vertrauen in das Fliegen immens beeinträchtigen.

Auch wenn es für Ricardo nicht ganz einfach war, so hat er doch den festen Entschluss gefasst, längerfristig einige Änderungen an seinem hohen Arbeitspensum vorzunehmen. Und kurzfristig zumindest kleine Modifikationen vor den nächsten Flügen einzuplanen.

Nicht nur Ricardo, sondern alle Passagiere – vor allem jene, für die Fliegen ohnehin nicht zu ihrer Lieblingsbeschäftigung gehört –, sollten vor jedem Flug bewusst berufliche und private Erledigungen rechtzeitig abschließen und mit genügend Zeitpuffer zum Flughafen fahren, um ihren Stresspegel niedrig zu halten.

Auch andere Verhaltensweisen, wie das Vermeiden von Kaffee, Alkohol und übermäßigem Nikotinkonsum, reduzieren Ihr Anspannungsniveau. Eine genaue Anleitung finden Sie im Kapitel »Und nun – abheben und vielleicht sogar genießen«.

Es ist hier so eng – Klaustrophobie

Verstehen Sie unter Klaustrophobie die klassische »Platzangst«? Dann sind Sie in guter Gesellschaft, denn viele andere Menschen setzen diese Begriffe ebenfalls gleich. Klaustrophobie ist zwar umgangssprachlich verwandt, wird jedoch, psychologisch betrachtet, der eigentlichen Platzangst/Agoraphobie untergeordnet. Klaustrophobie wird durch große Furcht vor dem Aufenthalt in engen oder geschlossenen Räumen und die Angst vor dem Eingesperrtsein ausgelöst. Das kann zu Reaktionen, wie Zittern, Herzrasen, Schweißausbrüchen und Panikattacken, führen.

Thomas, ein Informatik-Student, Mitte 20, berichtete von solchen Beschwerden, die er seit Kindheitstagen kannte. Er hatte keine Erinnerung, ob er vielleicht irgendwo einmal eingesperrt war, oder ob es andere Auslöser gab.

Für die Angstbewältigung spielt dieses Wissen keine Rolle. Auch wenn die Ursachenerforschung manchmal aufschlussreich sein kann, so ist sie nicht relevant, und es ist nicht notwendig, in langen Therapiesitzungen die ganze Vergangenheit aufzurollen.

Essenziell dagegen ist der richtige Umgang mit bisher gefürchteten Themen, Situationen oder Objekten und das Beenden von Vermeidungsverhalten.

Thomas hatte schon früh damit begonnen, kleine und geschlossene Räume zu meiden. Ob seine sportliche Erscheinung damit im Zusammenhang stand, konnte ich nicht beurteilen. Jedenfalls war er sichtlich trainiert, schlank und in guter Kondition. Das viele Treppensteigen statt des Benutzens von Aufzügen hatte wohl einen Anteil daran. So wie auch das Radfahren statt der Benutzung öffentlicher Verkehrsmittel. Sogar im Winter war er radelnd unterwegs oder ging viel zu Fuß. Wenn es gar nicht anders ging, mietete er sich lieber für kurze Zeit ein Auto, als ein öffentliches Verkehrsmittel zu benutzen. Alles, um nur nicht irgendwo eingeschlossen zu werden – das war einer seiner wichtigsten Grundsätze.

Wir standen kurz vor unserer Simulator-Trainingseinheit für den geplanten Flug am nächsten Tag. Im Vorfeld hatten wir den Ablauf der nächsten 20 Minuten besprochen, und alle waren gut vorbereitet. Unser Fluglehrer wies die Plätze zu und startete das Trockentraining. Diverse Flugzeuggeräusche waren zu hören, und alle möglichen Cockpitinstrumente leuchteten aus dem Dunkeln heraus.

Plötzlich wurde die spürbar angespannte Atmosphäre unterbrochen: »Nein, es geht nicht!«, war aus der hinteren Reihe zu hören. »Ich schaff das nicht, ich muss raus!«, rief ein sichtlich aufgeregter Thomas. Er sprang vom Sitz auf und stand auch schon vor der Ausgangstür. Einige Minuten lang erklärte ich ihm, dass er hier die kostbare Möglichkeit hätte, adäquat mit dem für ihn beinahe unerträglichen Gefühl umzugehen. Gerade jetzt, in diesem angeleiteten und psychologisch begleiteten Setting wäre es der erste wichtige Schritt, die peinigende Angst zu bewältigen.

Er begann zu schwitzen und focht sichtlich einen inneren Kampf aus. Aber im ersten Anlauf gelang es ihm einfach noch nicht, die übergroße und jahrzehntelang bestehende Hürde zu bewältigen. Er musste raus, zu groß war die Furcht. Wir stoppten den Simulator, und Thomas lief eilends hinaus.

Nach unserer Trainingseinheit, die er von außen verfolgte, erwartete er uns mit trauriger Miene auf dem für ihn »sicheren« Terrain. Er berichtete über seine Gefühle von Enttäuschung, Scham und Selbstzweifeln. Sowohl ich als auch seine reizenden Kurskollegen richteten ihn wieder auf und sprachen ihm Mut zu. Thomas war sichtlich geknickt, doch im Laufe des Tages wurde er zuversichtlicher, und wir hatten zum Schluss noch Gelegenheit für ein ausführliches Gespräch.

Er äußerte seine Zweifel, ob er den bevorstehenden Flug am nächsten Tag antreten könnte. Andererseits war er wild entschlossen, die Angstüberwindung nach so vielen Jahren unbedingt zu schaffen. In einigen Monaten sollte sein Auslandssemester in den USA beginnen, das er unter allen Umständen antreten wollte. Aber wie sollte das gehen, mit dieser quälenden Angst?

»Wann und wie Sie es angehen, bleibt allein Ihnen überlassen«, sagte ich zu ihm. »Vielleicht ist der Zeitpunkt noch nicht der richtige für Sie, vielleicht aber doch. Wenn Sie es irgendwie einrichten können, versuchen Sie sich heute Abend zu Hause in Ruhe Zeit für diese Frage zu nehmen. Es gilt dabei allerdings einen zentralen Grundsatz zu beachten. An der Konfrontation führt kein Weg vorbei. Ob morgen oder ein anderes Mal. Irgendwann können und wollen Sie wahrscheinlich nicht mehr all diese Bereiche meiden.«

Da Thomas durch sein Studium gewohnt war, Fragestellungen strukturiert und rational zu bearbeiten, riet ich ihm zu einer Plus-Minus-Liste mit den kurz- und längerfristigen Vor- und Nachteilen eines weiteren Vermeidungsverhaltens. Natürlich sollte er auch sein Bauchgefühl befragen, sich aber nicht davon täuschen lassen, falls es von Angst-Aspekten beeinflusst wäre.

Wir besprachen noch Bewältigungsstrategien, die er für sich persönlich als hilfreich empfand. Die verschiedenen Tools können von jedem Menschen als unterschiedlich unterstützend empfunden werden. Daher rate ich grundsätzlich allen zu einer persönlichen »Checkliste« mit den wichtigsten Tipps, die im Buch noch näher ausgeführt werden. Diese Liste sollte man während des Fluges bei sich haben und die Anleitungen durchgehen.

Zu guter Letzt riet ich ihm, zu Hause auch Atem- und Entspannungsübungen zu probieren. Am besten alleine, ungestört und mit Ruhe und Zeit.

Ich war gespannt, wie es ihm am nächsten Tag gehen würde, und vor allem, ob er sich zum Fliegen in der für ihn unerträglich engen und geschlossenen Röhre überwinden konnte.

Am nächsten Morgen begrüßte mich ein gleichermaßen müder und angespannter Thomas. Die letzten Stunden vor dem Flug verbrachte er verständlicherweise recht nervös. Eine gemischte Gefühlspalette begleitete ihn den ganzen Tag bis hin zum großen Moment.

Wir warteten am Gate auf den Abflug, und die Spannung stieg. Außer Thomas gab es noch eine weitere Teilnehmerin, die ebenfalls bis zur letzten Sekunde einen mutigen geistigen Kampf führte – hin- und hergerissen zwischen der Entscheidung fernzubleiben oder den für den Therapieerfolg wichtigen Flug mitzumachen. Die anderen waren zwar angespannt, aber zumindest sicher, den Flug anzutreten.

»Du schaffst das nicht, das ist unmöglich« – fast wie Peitschenschläge knallten Befürchtungen auf Thomas ein. Er stand sozusagen in der Mitte zwischen auf- und abbauenden inneren Dialogen. Ich konnte sein Gedankenkarussell förmlich hören und fragte ihn auch dann und wann danach, um seine Schreckensgedanken zu korrigieren. So gelang es ihm besser und besser, verzerrte und falsche Hirngespinste schnell als solche zu identifizieren.

Im Flugzeug saßen wir nebeneinander, und als die Türen zugingen, wurde es spannend. Seine Hände waren schweißnass, und er atmete anfangs flach und schnell. Ich leitete ihn zu einer ruhigen Bauchatmung an und versicherte ihm, dass er auf dem richtigen Weg war. Sein Checklist-Zettel war schon etwas zerknittert, doch er hielt ihn fest in der Hand. »Ich weiß nicht, wie es gehen soll. Was, wenn ich raus muss, was soll ich dann machen? Und wenn ich das nicht aushalte?«

»Es ist normal, dass diese Bedenken kommen. Nur nicht davon unterkriegen lassen. Sie schaffen das. Ich bin hier, ich helfe Ihnen. Was steht auf Ihrer Liste?«, sprach ich ihm Mut zu.

Atmen, Gedankenstopp und sein Power-Satz waren die für ihn wichtigsten Punkte. »Ich kann vertrauen, ich halte das gut aus, egal, was ich fühle!«, wiederholte er mehrere Male.

Ich bat ihn, mir jeden »Katastrophengedanken« sofort mitzuteilen. So werden destruktive Gedanken genannt, die jeden von uns gelegentlich befallen und uns das Schlimmste suggerieren. Sobald einer dieser Gedanken auftauchte, sagte Thomas: »Stopp!«, ließ die Befürchtung innerlich vorbeiziehen und konzentrierte sich wieder auf seine ruhige Atmung.

Er hatte seine Hand auf den Bauch gelegt, der sich nach einiger Zeit beim Einatmen wölbte. Ein gutes Zeichen, das darauf hinwies, dass er sich selbst mit ruhiger und hilfreicher Atmung unterstützen konnte.

Mittlerweile hatte das Flugzeug abgehoben, und von Thomas fiel beinahe hörbar ein imaginärer Felsbrocken an Last ab. Er war überglücklich, und ich auch. Bei jeder Angstwelle, die ab und zu noch auftrat, ging er gleichermaßen vor. Atmen und Checkliste befolgen. So verbrachten wir die erste halbe Stunde, bis Thomas begriff, dass er nun schon mehr als 30 Minuten eingeschlossen und ohne hinauszukönnen verbracht hatte. Für ihn bisher undenkbar.

»Wow«, tönte es irgendwann durchs Flugzeug und gut hörbar für die anderen Kurskollegen. »Ich kann's nicht glauben. Es ist so geil.« Seine Glücksgefühle waren ansteckend. Wir verbrachten Hin- und Rückflug gut gelaunt und immer entspannter. Thomas strahlte und kam aus dem Erzählen gar nicht mehr heraus. Es wurde viel geplaudert und gescherzt. Manchmal verstehen Betroffene nach gelungener Angstbewältigung selbst nicht mehr, weshalb sie sich so viele Jahre ihres Lebens von den vielen Ängsten peinigen und einschränken hatten lassen.

Ein langer Vermeidungsweg hatte sein gutes Ende gefunden und Thomas' Aufenthalt in Amerika stand nichts mehr im Wege.

Ich will raus – Agoraphobie/Platzangst

Ich war auf dem Weg in die Praxis, als mein Handy läutete. Zuerst erkannte ich die Stimme nicht, doch nachdem er sich vorgestellt hatte, erinnerte ich mich an Lukas.

»Ich möchte Ihnen kurz erzählen, wie es mir geht, wenn es für Sie passt.« Ein freudiger Klang schwang in seiner Stimme, der mich neugierig auf seinen Bericht machte.

Lukas hatte einige Monate zuvor ein Seminar bei mir besucht. Er war ehemaliger Lehrer, Ende 50 und krankheitsbedingt bereits in Pension. Im Kurs war er still, doch er folgte sehr freundlich und aufmerksam allen psychologischen Erklärungen.

Erst am letzten Seminartag und einige Stunden vor unserem Abschlussflug hatte er sich mir in einem Vieraugengespräch anvertraut. Es folgte die Erzählung einer langen Leidensgeschichte. Er litt schon viele Jahre an Agoraphobie. Der Name Agoraphobie leitet sich vom griechischen »agora« = Marktplatz ab. Es geht dabei um Angst vor Situationen, in denen eine Flucht nur schwer möglich oder Hilfe nicht schnell verfügbar sein könnte. Das kann auf großen Plätzen sein, aber auch in geschlossenen Räumen, wie öffentlichen Verkehrsmitteln. Ebenso in Geschäften, Supermärkten und bei allen Arten von Veranstaltungen, die in Verbindung mit Menschenansammlungen stehen. Die genannten Befürchtungen erzeugen einen panikartigen Zustand, verbunden mit Herzrasen, Schwindel und Ohnmachtsgefühlen. Manchmal wird Todesangst empfunden und die Angst, verrückt zu werden, vielleicht sogar die Kontrolle über sich selbst zu verlieren. Mit der Zeit führt die starke Angst zu einem ausgeprägten Vermeidungsverhalten. Alle gefürchteten Bereiche werden umgangen oder nur in Begleitung von vertrauten Menschen betreten.

Lukas hatte früher mit Herz und Seele seinen Beruf ausgeübt und war ein beliebter Pädagoge gewesen. Irgendwann bemerkte er, dass er sich in Menschenmengen unbehaglich fühlte, und begann, diese zu meiden. In der Schule ging es noch recht gut, denn die Kinder waren ihm vertraut, und er fühlte sich sicher. Auch wusste er, dass er dort im Notfall rasch Hilfe bekommen könnte. Einkäufe erledigte er lieber in Begleitung seiner Frau. Sie war es auch, die ihn fast überall mit dem Auto hinführte, damit er nicht mit öffentlichen Verkehrsmitteln fahren musste, was ihm bald nicht mehr möglich war.

Einige Zeit lebte er mit diesen Einschränkungen noch einigermaßen gut, doch allmählich wurde alles immer schwieriger. Ohne seine Frau konnte er nichts mehr unternehmen. Sogar zu Hause war er lieber mit ihr zusammen als alleine, damit er immer schnell Unterstützung haben könnte.

Irgendwann begann er mit einer Behandlung. Zu diesem Zeitpunkt ging es ihm schon so schlecht, dass er schweren Herzens seinen Beruf aufgeben musste. Im Laufe der Gesprächspsychotherapie gab es kleine Fortschritte, aber noch immer war ihm vieles nicht möglich und eine Besserung nur in Mini-Schritten erkennbar.

Seine Frau war jahrelang fast nur für ihn da gewesen und schon ziemlich ausgelaugt. Liebend gern wäre sie mit ihm in Urlaub geflogen. Für Lukas war es kaum vorstellbar, sich in ein enges Flugzeug mit vielen anderen Menschen zu begeben. Doch gestärkt durch die Therapie, wollte er zumindest einen Versuch unternehmen und sich in einem Kurs mit dem Thema Fliegen vertraut machen. So war er zu mir gekommen.

Ich hielt damals seine Vorgeschichte zwar für eine schwierige Hürde, jedoch nicht vollkommen aussichtslos. Ich erklärte ihm, dass man manchmal auch das »Pferd von hinten aufzäumen« könne. Warum nicht versuchen die Reihenfolge umzudrehen und sich zuerst der größten Angst zu stellen, in seinem Fall das Verharren in einem Flugzeug. Ich sei bei ihm, und es könne ihm aufgrund der Angst nichts passieren. Sollte er die Überwindung schaffen, könnte ihm das auch für die anderen, noch immer gemiedenen Situationen helfen. »Fliehen kann man ohnehin nie vor seiner Angst, sondern nur vor einer Gefahr. Denn die Angst flieht mit«, sagte ich.

Ich war selbst überrascht, dass er sich schließlich nach quälenden Gedankenkämpfen überwand und den Flug antrat. Die intensive Vorbereitung und viel Zuspruch hatten ihn bewogen, sich den entscheidenden Ruck zu geben, der ein wichtiger Wendepunkt in seinem Leben werden sollte.

Wir saßen also nebeneinander auf unseren Sitzen, und ich leitete Lukas an, sich richtig zu verhalten. Ich erklärte ihm, dass das Überwinden und Aushalten der Angst nur kurz dauern würde. Die langfristige Wirkung hingegen würde alles wettmachen.

Er sprach wenig, und ich bat ihn, mir alle destruktiven Gedanken und Gefühle mitzuteilen. Jedes Mal motivierte ich ihn zur Gedankenkorrektur. Parallel dazu sollte er wiederholt seine Muskeln anspannen und wieder lockern, um die übergroße Anspannung zu lösen, und dann in eine tiefe Bauchatmung übergehen. Dabei liefen ihm ein paar Tränen über die Wangen. Gerade Weinen ist für Betroffene zwar oft unangenehm, doch ich bereite gezielt darauf vor, sich nicht dagegen zu wehren. Denn mit den Tränen wird Adrenalin ausgeschüttet und Verspannungen lösen sich schneller. Auch wenn man es selbst vielleicht als beschämend empfindet, so haben doch die meisten anderen Menschen dafür Verständnis und wissen, wie es sich anfühlt, in Ausnahmesituationen von Tränen überwältigt zu werden.

Ich bestärkte Lukas darin, sowohl Tränen als auch alles an Angst und Anspannung einfach zuzulassen. Nur so würde er erleben, dass ihm die jahrelang gefürchteten Gefühle nichts anhaben konnten.

Sobald allerdings destruktive »Katastrophengedanken«,

wie »Ich halte das nicht aus. Ich muss raus. Ich werde womöglich ohnmächtig. Vielleicht muss ich sterben. Ich glaub, ich werd verrückt …«, auftauchten, stoppten wir diese gemeinsam.

Der Start war geschafft. Die erste halbe Stunde kämpfte Lukas noch mit starken Angstgefühlen und Schreckensgedanken. Doch sobald es ihm gelang, diese Gefühle zu akzeptieren, die lästigen und falschen Gedanken zurückzuweisen und ruhiger zu atmen, wurde es für ihn immer leichter.

Den Rückflug verbrachte er schon gelassener. Auch wenn er unterschwellig nach wie vor Anspannung, gepaart mit hoher Aufmerksamkeit verspürte, konnte er zwischen den Übungen bereits plaudern und eine Kleinigkeit essen.

Nach unserer Landung holte ihn seine Frau vom Flughafen ab. Selten zuvor hatte ich solch emotionale Bilder gesehen. Die beiden lagen einander minutenlang in den Armen und konnten sich nicht voneinander lösen. Wieder flossen Tränen, diesmal allerdings vor Freude.

Dazwischen hörte man: »Es ist unfassbar, fast wie ein Wunder. Heute ist mein Glückstag!« Gerührt verabschiedeten wir uns voneinander, und jeder fuhr selig nach Hause.

Und jetzt, einige Monate später, dieser Anruf: »Ich kann es selbst fast noch nicht glauben, doch es haben sich seit dem Seminar auch die anderen Ängste aufgelöst. Ich kann wieder alleine unter Leute gehen und auch sonst viel unternehmen. Ich fühle mich unendlich frei und so, als ob ein neues Leben begonnen hätte. Manchmal gibt es noch mulmige Gefühle, doch dann rufe ich mir schnell Ihre Worte in Erinnerung oder blättere in meinen Anleitungen. Der unglaubliche Erfolg des Fliegen-Könnens gibt mir so viel Zuversicht. Ich hätte mir das niemals zugetraut. Ich habe in den wenigen Tagen bei Ihnen mehr gelernt als in den letzten Therapiejahren zusammen. Am Wochenende hatten wir Besuch von Freunden. Im Laufe des Abends kam unsere Unterhaltung auf die Frage, was für jeden von uns das schönste Erlebnis in seinem bisherigen Leben war. Darauf sagte ich, dass es bei mir mehrere ›schönste‹ Ereignisse gab. Eines davon war auf jeden Fall die Begegnung und der Flug mit Ihnen. Was Sie mir vermittelt haben, und dass ich dadurch meine Angst besiegt habe, war für mich einer der größten Glücksfälle meines Lebens.«

Natürlich freute mich diese Nachricht sehr. Ich möchte nicht den Eindruck erwecken, eine »Wunderpsychologin« oder heilsamer als meine Berufskollegen zu sein. Jeder Patient ist anders und spricht auf unterschiedliche Methoden und Behandlungen an. Lukas hat von diesen Interventionen jedenfalls einen großen Nutzen gezogen. Wenn ein so durchschlagender Erfolg gelingt und ein Mensch nach langer Leidensphase von seinen quälenden Ängsten befreit ist und fortan ein autonomes und zufriedenes Leben führen kann, so berührt einen das über die Maßen.

Nur nicht runterschauen – Höhenangst

Kennen Sie das? Sie wandern mit Freunden an einem schönen Sonntag in prächtiger Umgebung und kommen an einem Aussichtsturm vorbei, umgeben von Herbstlaub in leuchtenden Farben. Die Freunde wollen schnell einmal hinaufsteigen, um das malerische Panorama von oben zu genießen.

»Nein, das ist nichts für mich. Geht nur alleine, ich warte auf euch«, ist Ihr Standardsatz bei einer solchen Gelegenheit. Egal ob auf einem Turm, der hohen Brücke, einer Aussichtsplattform oder selbst in Stiegenhäusern ab dem 2. Stock bekommen Sie Beklemmungsgefühle. Höhenangst ist weit verbreitet und kann auch für Menschen mit Flugangst eine Rolle spielen.

Bei Peter war die Höhenangst verantwortlich für sein Unbehagen im Flugzeug. Er war Bankangestellter und reiste gern, allerdings am liebsten mit Auto oder Zug. Sein Partner und er machten hauptsächlich Urlaub in Österreich. Manchmal ging es ans Meer, nach Italien oder Kroatien, und im Winter in eine Therme. Denn Sessellift- und Gondelfahrten bereiteten Peter Unbehagen. Warum sollte er sich das antun? Peters Lebensgefährte war beruflich stark im Einsatz, und somit gab es ohnehin nur wenige Urlaubsmöglichkeiten.

Peter war erst zweimal geflogen, und beide Flüge waren laut seinen Aussagen ein Desaster gewesen. Auch wenn er jedes Mal am Gangplatz saß und es krampfhaft vermied, aus dem Fenster zu schauen, fühlte er sich höchst unbehaglich. Allein die Vorstellung, so hoch oben zu sein, in diesem wackeligen, instabilen Ding – schrecklich! Schweißnass war er, und beim ersten Flug ließ sein Freund, der am Fenster saß, auf seine Bitte hin den ganzen Flug über die Jalousie geschlossen. Doch für Start und Landung war das nicht erlaubt, und Peter litt Höllenqualen.

Einige Jahre später eine ähnliche Konstellation. Diesmal war es noch unangenehmer, denn am Fensterplatz der Dreierreihe saß eine Dame, die ihre Fensterklappe den ganzen Flug offenließ.

Wieder drei Jahre später: Nach einer guten Vorbereitung sitzen Peter und ich gemeinsam im Flugzeug. Er am Gang und ich neben ihm. Mittlerweile hat er einiges dazugelernt. Wie ist das mit der Angst, und was kann man gegen sie tun? Die Frage nach dem »Woher« konnte er nicht genau beantworten, er wusste nur, dass er sich schon als Kind auf Türmen gefürchtet hatte.

Höhenangst kommt häufig vor. Allerdings spielt sie beim Fliegen meistens eine kleinere Rolle als in anderen Umgebungen. Im Gegensatz zum Aufenthalt auf statischen Objekten, wie Türmen, Brücken oder Balkonen, bewegt man sich mit dem Flugzeug laufend fort. Auch beim Hinausschauen wird die Höhe anders empfunden, da der Bezug zum Boden fehlt.

Doch gleichgültig, ob auf einem hohen Turm oder im Flugzeug, die einzig wirksame Methode, um längerfristig diese Orte nicht mehr zu meiden, ist die Methode, sich genau dorthin zu begeben. Es mag mühsam klingen, und dennoch ist es unumgänglich. Eine gute Vorbereitung hilft, und dazu der feste Entschluss, gegen die Angst anzukämpfen.

Peter ist das schon bei unserem ersten gemeinsamen Flug gut gelungen. Er wusste, dass er sich der Situation stellen musste, und welche Strategien ihm helfen könnten. Mit seiner persönlichen »Bewältigungs-Checklist« ausgestattet, tastete er sich langsam vor. Anfangs noch am Gang sitzend, drehte er zumindest den Kopf in Richtung Fenster und ließ die Augen offen. Nach einiger Zeit wechselten wir unsere Plätze, und er setzte sich in die Mitte. Zehn Minuten später dann seine Entscheidung, sich ans Fenster zu setzen. Er brauchte noch ein bisschen Zeit, und so blickte er vor allem auf die vordere Lehne. Manchmal auch in die Zeitung. Dann hielt er sich an den Sitzlehnen fest und meinte: »So, jetzt schau ich raus!«, und tat es auch. Zuerst ein kurzer Blick aus dem Fenster und gleich wieder zu mir. Dann ging es schon ein bisschen länger. Nach einigen Versuchen erfolgte schließlich der Durchbruch. Das Wetter war schön, und man konnte aus großer Höhe bis zum Boden hinuntersehen. Wiesen, Bäume und hin und wieder Gebäude. Wie Spielzeughäuser. Peter wandte seinen Blick zu mir: »Megageil!« Wir mussten beide lachen.

Er war beeindruckt. Von seinem Mut, seinem Erfolg und der atemberaubenden Sicht. Er machte viele Fotos. So etwas hatte er noch nie gesehen. Seine Freude war spürbar. »So, ab heute geht's um die Welt«, meinte er bei unserer Verabschiedung.

Irgendwann schaute mir ein Nashorn aus meinen Mails entgegen. Peter und sein Freund grüßten von einer Safari in Südafrika. »Es ist noch immer megageil«, schrieb er, denn das war auf unserem gemeinsamen Flug das Codewort für seinen Erfolg geworden. Und wieder musste ich lachen und schickte ihm viele Grüße zurück.

Ich kann nichts tun – Kontrollverlust

»Es ist mir so peinlich, das zu erzählen. Aber irgendwann muss ich dieses Thema lösen, es belastet mich zu sehr.« Manfred saß in meiner Praxis, und ich fragte ihn, was er damit meinte.

»Schauen Sie, ich muss immer wieder beruflich fliegen, und es geht mir dabei nicht gut.«

Manfred war erfolgreicher Facharzt und zusätzlich in Weiterbildungen engagiert. Er organisierte internationale Ärztekongresse und Symposien. Aber seine Flugangst machte ihm große Probleme. Er wollte und konnte sie auch vor seinen Kollegen nicht zugeben, und das bedeutete zusätzlichen Druck. Mit jedem Flug wurde es schlimmer, er geriet in eine regelrechte Angstspirale. Früher half ihm noch ein Glas Wein, aber irgendwann reichte das eine Glas nicht mehr aus. So begann er, vor Flügen Beruhigungsmedikamente zu nehmen, die er sich selbst verordnete. Doch wenn die Dosis zu gering war, konnten sie ihm nicht helfen. Nahm er mehr, wurde er müde, und das wollte er auch nicht. Und dazu kam, dass er einfach zu wenig Zeit für eine längere Therapie hatte. Also besprach ich mit ihm die Möglichkeit eines Seminars, das meist einen guten Effekt hatte. Aber er zögerte ein wenig, denn er wollte sein Problem nicht vor fremden Menschen ausbreiten, vielmehr setzte er auf schnelle Hilfe in Form einiger gezielter Behandlungsstunden.

»Ich verstehe. Auch wenn ich Ihnen keine ›Zeitgarantie‹ geben kann, so werde ich mein Bestes tun«, sagte ich. »Bitte erzählen Sie mir, wann diese Angst begonnen hat und wie sie sich äußert. Und dann überlegen wir am Ende der Stunde gemeinsam, wie wir weitermachen, sodass Sie mit dem Fliegen wieder besser umgehen können.«

Auch wenn ich viele Gründe, Ursachen, Fall- und Leidensgeschichten kenne, so gibt es immer wieder neue Konstellationen, die durchaus ungewöhnlich sein können. Bei Manfred gab es den interessanten und auch erstaunlichen Aspekt, dass er selbst ausgebildeter und aktiv fliegender Privatpilot war. Während seiner Studentenzeit hatte er sich diesen Traum erfüllt und von seinen Eltern die Ausbildungskosten bezahlt bekommen. Das Fliegen in den kleinen Flugzeugen machte ihm Spaß, er genoss seine »Flugtouren«. Und wenn er selbst am Steuer saß, genoss er das Fliegen. Ganz anders, wenn er in großen Maschinen sitzen musste.

Wir besprachen diese im Grunde genommen widersprüchlichen Aspekte. Recht schnell wurde klar, dass es in seinem Fall um die Angst vor Kontrollverlust ging. Erlebnisse oder Konstellationen, über die man keine subjektive Kontrolle hat, lösen schneller Angst aus als vergleichbare Gegebenheiten, die einen gewissen Einfluss erlauben. Gerade beim Fliegen geht es jedoch immer auch um das Aufgeben-Müssen von Kontrolle. Im Flugzeug ist man der Situation ausgeliefert und Menschen, die man noch nie gesehen hat, vor allem den Piloten.

Diese Angst stellt eine häufige Flugangst-Ursache dar, und selbst Vielflieger, die jahrelang gute Gefühle beim Fliegen hatten, können irgendwann in eine Lage kommen, in der sie sich hilflos fühlen und ab diesem Zeitpunkt Flugangst entwickeln.

Interessanterweise tritt Angst im Flugzeug wesentlich häufiger auf als in anderen Verkehrsmitteln. In unserer naiven Vorstellung beschwichtigen wir uns nämlich fälschlicherweise damit, in einem Fahrzeug Kontrolle über dieses zu haben. Das ist natürlich unrichtig, denn alle Fahrer können jederzeit von anderen gefährdet werden, und es gibt zahlreiche Möglichkeiten, die Kontrolle über seinen Wagen zu verlieren – selbst wenn man der beste Autofahrer der Welt ist. Angeschnallt im Flugzeug sieht das subjektive Kontrollgefühl oft gänzlich anders aus. Viele fühlen sich hilflos und der Situation schutzlos ausgesetzt. Dieses Gefühl ist glücklicherweise falsch, denn es gibt kaum ein Gebiet wie jenes der Luftfahrt, wo es doppelt-, dreifach- oder mehrfach angelegte Systeme gibt. Jeder kleinste Puzzlestein ist mehrfach abgesichert, überwacht und unterliegt strengen Qualitätskontrollen. Dazu zählen Technik, Luftraumkontrolle, Flugplanung, Wetterbeobachtung und vieles mehr. Sogar die Piloten im Linienflugverkehr sind in doppelter Zahl vorhanden. Als einzige Berufsgruppe müssen sie sich nicht nur einer strengen Auswahl und Ausbildung unterziehen. Sie werden mehrmals jährlich sowohl medizinisch als auch fachlich geprüft, absolvieren Simulatortrainings- und Simulatorüberpüfungsflüge und darüber hinaus noch Checks im Linienverkehr, Notfallübungen und vieles mehr. Sie sind also bestens auf jeden einzelnen Flug vorbereitet. Im Gegensatz dazu wissen wir bei keiner noch so kurzen Autofahrt, in welchem geistigen und körperlichen Zustand die anderen Verkehrsteilnehmer sind.

Woher kommt daher diese ganz spezielle Angst vor dem Kontrollverlust? Viele Menschen fühlen sich wohler, wenn sie selbst Entscheidungen treffen können, und haben Schwierigkeiten, sich anderen Menschen anzuvertrauen. Man kann das vielleicht an sich selbst beobachten, wenn man nicht gerne als Beifahrer im Auto mitfährt. Oft sind Menschen betroffen, denen es grundsätzlich schwerfällt, eine passive Rolle zu akzeptieren. Sie sind beruflich erfolgreich, daran gewöhnt, Verantwortung zu tragen und Entscheidungen selbst zu treffen. Und dann betreten sie den Flieger, wissen nicht, wer vorne im Cockpit sitzt, und sollen nun, passiv und der Sichtkontrolle entzogen, darauf warten, was auf sie zukommt. Eine unheimliche Vorstellung, die für manche fast unerträglich ist. Oft wird in weiterer Folge eine ungeduldige und Druck ausübende Haltung eingenommen. Informationen über technische Hintergründe werden eingeholt, flugspezifische Bücher gelesen, Alkohol als Hilfsmittel konsumiert und etliches mehr. Alles, um diese Angst irgendwie in den Griff zu bekommen.

Gerade für diese Gruppe von betroffenen Menschen gibt es aber noch zusätzlich wirksame Möglichkeiten. Zuerst einmal ist es wichtig, sich die Verzerrung dieser ganz speziellen Angst vor Augen zu führen. Das subjektive Kontrollgefühl hat, objektiv betrachtet, nichts mit der tatsächlichen Sicherheit zu tun, wie schon am Beispiel des Vergleichs zwischen Autofahren und Fliegen erklärt. Der zweite Aspekt betrifft die Wiederherstellung von Einflussmöglichkeiten dort, wo dies durchführbar ist. Jeder hat die Kontrolle über zahlreiche Umstände, die den Flug begleiten:

- Kontrolle über den Zustand, in dem der Flug angetreten wird – ruhig oder gehetzt,
- Kontrolle über die am Flug verbrachte Zeit: Fühlt man sich ausgeliefert, oder gestaltet man mit schon vorher überlegten hilfreichen Aktivitäten, wie Musikhören, Lesen, Spielen oder Ähnlichem, die Zeit,
- Kontrolle über die eigenen Gedanken,
- Kontrolle über körperliche Reaktionen: Gerade für Menschen mit Angst vor dem Aufgeben-Müssen von Kontrolle stellen Atem- und Entspannungstechniken oft das wichtigste Hilfsmittel dar. Sie bieten einen wirksamen und schnell einsatzbereiten Schutzschirm, der ihnen erlaubt, aus peinigenden Gefühlen von Hilflosigkeit auszusteigen.

Nachdem ich Manfred das alles erläutert hatte, wurde ihm bewusst, dass er keinerlei Angst vor dem Fliegen oder möglichen technischen Problemen hatte. Es war einzig und allein die gefürchtete Vorstellung, nicht selbst das Steuer in der Hand halten zu können und sich unbekannten Piloten anvertrauen zu müssen.

Zusätzlich erlernte er Entspannungsübungen, eine gute Atemtechnik und die Gedanken-Stopp-Methode. Auch mit hilfreichen Kognitionen und Fragen des Vertrauen-Könnens in diversen Lebenslagen beschäftigten wir uns in unseren Gesprächen. Er erkannte, dass es immer wieder für jeden von uns Bereiche gibt, in denen wir uns auf die Kompetenz anderer verlassen sollten, ja sogar müssen, um gut mit der jeweiligen Situation umgehen zu können. Glücklicherweise stehen ja genau dafür Experten zur Verfügung.

Manfred hat von den psychologischen Sitzungen sehr profitiert. Mittlerweile kann er wieder ruhiger mitfliegen. Er hat gelernt, sich Situationen nicht mehr hilflos ausgeliefert zu fühlen und selbst größere Einflussmöglichkeiten zu haben, als er bisher gedacht hatte. Dazu gehört auch, die Kontrolle nicht an eine betäubende Substanz abzugeben, sondern eigenbestimmt aktive Selbstbewältigungsstrategien einzusetzen. Und seinen Privatpilotenschein hat er ebenfalls verlängert, denn Fliegen bereitet ihm grundsätzlich Freude.

Und wenn ich das nicht aushalte? Die Angst vor der Angst

Während ich an einem kühlen Frühlingsmorgen am Flughafen auf meine Teilnehmer wartete, klingelte das Telefon.

»Es tut mir so leid, ich kann heute nicht kommen«, eine Stimme, hörbar den Tränen nahe, meldete sich.

»Oje, das ist aber schade, was ist denn los?«, fragte ich.

»Es ist unmöglich, ich habe die ganze Nacht kein Auge zugemacht, es geht einfach nicht. Bitte seien Sie mir nicht böse. Ich wäre so gerne geflogen, und ich war wirklich zuversichtlich. Aber nach dieser Nacht. Ich war mit meinem Vorhaben, erstmals fliegen zu wollen, wahrscheinlich doch zu mutig. Ich glaube, ich kann das nicht.«

Hilde war eine liebenswerte, ältere Dame, fast schon 80 Jahre alt und noch nie in ihrem Leben geflogen. In der Seminargruppe war sie die Älteste und ruhig und zurückhaltend. Mit ihrer Freundlichkeit und ihrer Lebensgeschichte war sie jedoch auch für die jungen Teilnehmer offensichtlich eine beliebte »Leidensgenossin« dieses Seminars. Ihre Stieftochter lebte in Südamerika, und Hilde hätte sie gerne besucht, solange es ihr noch möglich war. Aber in ihrem Alter – so viel Zeit blieb ihr ja nicht mehr. Und wie sollte das gehen, sie war noch nie geflogen und hatte schreckliche Angst davor.

Ich versuchte, sie im Telefongespräch umzustimmen, doch es ging nicht. Es war unser letzter Seminartag, und wir hatten noch vieles vor, bis abends dann unser Flug gehen sollte.

Einem Impuls folgend, rief ich Hilde in einem kurzen freien Moment nochmals an: »Verzeihen Sie mir, dass ich noch einmal anrufe. Ich möchte Sie wirklich nicht drängen oder zu etwas überreden. Doch andererseits weiß ich, dass diese Erwartungsängste leider dazugehören und es vollkommen verständlich ist, kurz vor dem wichtigen Moment zu glauben, die Hürde wäre nicht bewältigbar. Ich glaube, Sie sollten nicht vorschnell aufgeben, und deshalb mache ich Ihnen folgenden Vorschlag. Kommen Sie jetzt doch in aller Ruhe zum Flughafen. Vielleicht schaffen wir es dann noch gemeinsam, dass Sie den einen oder anderen Bewältigungstipp umsetzen – und vielleicht sogar fliegen können. Falls nicht, fahren Sie vor dem Flug wieder heim. Sie haben nichts zu verlieren. Ich glaube, dass auch Ihre Kurskollegen traurig wären, wenn sie sich nicht mehr von Ihnen verabschieden könnten.«

Zu meiner Freude setzte sich Hilde wirklich ins Taxi, und ich holte sie nach dem ersten Programmpunkt des Tages von der vereinbarten Stelle ab.

Am Nachmittag wiederholten wir alle wichtigen psychologischen Strategien. Darunter auch den »Angstkreislauf«, der Hilde in der vergangenen Nacht in Schrecken versetzt hatte.

Das Angstkreis-Modell

Ängste werden oft durch gedankliche Aufschaukelungsprozesse in Gang gehalten und bis hin zu panikartigen Gefühlen verstärkt. Aus diesem Grund wird Angst meistens dann zum Problem, wenn man in einen Angstkreislauf von Erwartungsangst, »Katastrophengedanken« und der Beobachtung körperlicher Signale schlittert. Dieser Kreislauf kann an jeder beliebigen Stelle in Gang gesetzt werden.

Es beginnt oft mit körperlichen Empfindungen, wie Herzklopfen oder einer schnelleren Atmung, die bewusst und stärker wahrgenommen werden. Vielleicht kommt auch die beängstigende Vorstellung von gefährlich eingeschätzten Gegebenheiten hinzu. Oder generell die Beschäftigung mit angstmachenden Themen. Werden die körperlichen Veränderungen bewusst wahrgenommen, so aktivieren sie ängstliche Gedanken. Ein völlig normales Herzklopfen wird somit fälschlicherweise als »Gefahr« bewertet. Diese Vorstellungen erzeugen Angst, und durch die vermehrte Adrenalinausschüttung beginnt das Herz wild zu pochen, der Atem beschleunigt sich weiter. Vielleicht bemerkt man Schwitzen, oder es treten Atemnot, Übelkeit oder andere lästige Beschwerden auf. Die Gedanken beginnen zu rasen, und es entstehen schlimmste Befürchtungen. »Es könnte der Gesundheit schaden, man könnte zu wenig Luft bekommen, ohnmächtig oder sogar verrückt werden.«

Durch diesen Kreislauf schaukelt sich die Angst immer mehr auf. Je ängstlicher man wird, desto stärker werden die körperlichen Reaktionen und umgekehrt.

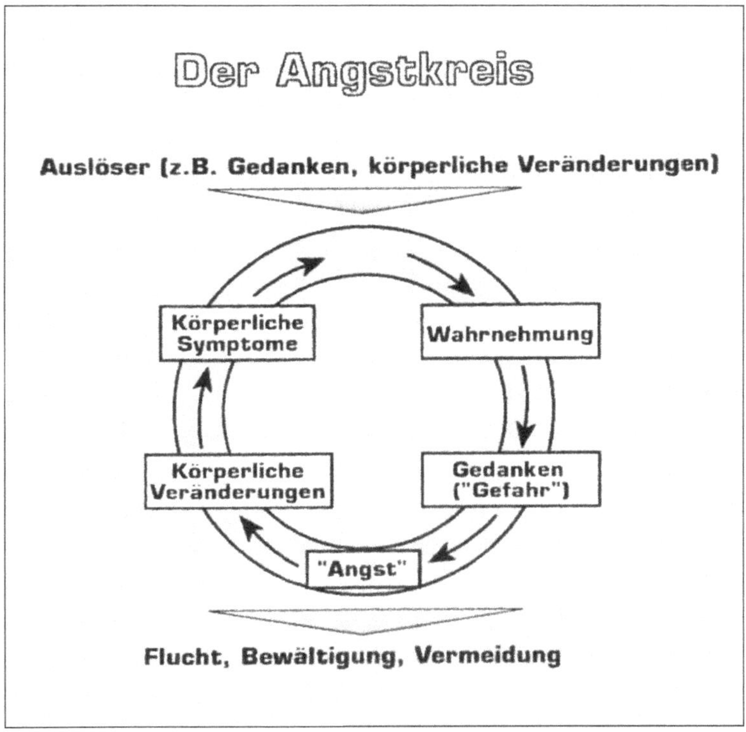

Zunächst ist es wichtig zu wissen, dass alle körperlichen Signale, die Angst erzeugen, auch ganz normale Begleiterscheinungen von anderen starken Gefühlen, wie z. B. Wut oder großer Freude, sind. Als deren Begleiterscheinung würde sie niemand fürchten, denn wir alle wissen, dass unser Herz manchmal stärker klopfen und die Atmung schneller sein kann. Um den irreführenden Angstkreislauf zu durchbrechen, führt daher kein Weg daran vorbei, bewusst aus ihm auszusteigen. Soll das Herz eben klopfen und der Atem stocken, das ist in Ordnung und darf so sein. Denn wir wissen, dass es uns gesundheitlich nicht schadet. Auch die Gedanken können uns nur kurz etwas vortäuschen, denn sobald wir sie enttarnt haben, sind wir imstande, sie zu stoppen. Wir sollten uns niemals zu Sklaven von peinigenden Gedanken machen lassen. Wie das geht, wird im Buch noch ausführlich erklärt.

Es ist wichtig, aus den Aufschaukelungsprozessen bewusst auszusteigen, denn sonst entwickelt sich in weiterer Folge oft »Angst vor der Angst«. Es geht dann nicht mehr »nur« um die Angst vor einer bestimmten Situation, sondern zusätzlich um die Angst vor der verabscheuten Angst. Dadurch weiten sich Ängste oft auf andere Bereiche aus – vieles wird vermieden, und der Bewegungsspielraum wird immer weiter eingeschränkt. Dieses Vermeidungsverhalten kann zwar kurzfristig entlastend sein, doch längerfristig werden Ängste deshalb größer. Dabei sind es vor allem zwei Aspekte, die Angst oft entgleisen lassen:

- die Erwartung, dass sich Angst bis zur fürchterlichen Katastrophe steigern könnte,
- die Befürchtung, dass Angst »ewig« andauern und nicht mehr verschwinden könnte.

Beide Annahmen sind falsch! Tatsächlich ist es so, dass Angst beim Hineingehen in die Situation einen kurzfristigen Höhepunkt erreicht und bald wieder auf ein verträgliches Niveau absinkt. Jeder Versuch, Angstempfindungen zu unterdrücken oder »weghaben« zu wollen, verlängert die unangenehmen Gefühle. Sogar bei einem Abwehrverhalten fällt das Angstniveau nach einiger Zeit von selbst wieder ab, da der Körper es gerne wieder gemütlicher hat und auf Erholungsmodus umschaltet.

Das günstigste Verhalten ist die Akzeptanz der Angstgefühle. Nicht jedoch das Zulassen der Angstgedanken. Diese sind in die Schranken zu weisen. Alle körperlichen Angstwahrnehmungen dürfen spürbar sein. Sie sind harmlos, gut verträglich und können einfach gebilligt werden. Es sind nur starke, aber normale Stressreaktionen. Angst und Panik sind nicht schädlich und nicht gefährlich. Man stelle sich in einem Stollen eingeschlossene Bergleute vor. Ihr Schicksal mag ungewiss sein, doch selbst in solch einer Ausnahmesituation hat ihnen Angst bisher nie das Leben genommen. Denn glücklicherweise sind wir Menschen so konstruiert, dass wir Angstgefühle gut vertragen.

Mit dieser Einstellung werden Sie beobachten, dass selbst spürbar heftige körperliche Reaktionen nach kurzer Zeit – meist handelt es sich um weniger als 15 Minuten – von alleine wieder abklingen.

Hildes Happy-End

Hilde hielt tapfer durch. Allmählich ging es ihr wieder besser, und es gelang ihr gut, sich ihre persönliche Checklist mit den für sie hilfreichsten Strategien zurechtzulegen. Auch alle Atem- und Entspannungsübungen machte sie mit. Sichtlich gestärkt durch diese Vorbereitungen und den Glauben an ihre eigenen Fähigkeiten, betrat sie schließlich das Flugzeug. Niemand hätte ihr angesehen, dass sie Erstfliegerin war und Stunden vorher mit dem Fliegen für ihr weiteres Leben abgeschlossen hatte. Sie verhielt sich souverän und wandte alle für sie passenden Techniken an. Es war fast wie ein Wunder, und ihre Kurskollegen und ich freuten uns sehr.

Auf dem Rückflug hatte ich Zeit, mit ihr zu plaudern. Ihr Traum war wahr geworden. Sie saß im Flugzeug, zum ersten Mal, und das mit fast 80 Jahren! Ihr großes Ziel, die Stieftochter weit entfernt über den großen Ozean besuchen zu können, rückte somit näher. Sie drückte mich an den Händen und bat mich, ihr meine private Adresse zu geben. Auch wenn dieser Wunsch ungewöhnlich war, so nannte ich ihr meine Adresse, und sie machte ein verschmitztes Gesicht.

Am nächsten Tag – es war Wochenende – läutete es an der Tür. Ich öffnete und sah zuerst nur einen riesigen Blumenstrauß. Erst eine Sekunde später erkannte ich Hilde, die mir mit einem strahlenden Lächeln gegenüberstand.

Es war ein prächtiger Strauß, den ich von ihr bekommen habe. Außergewöhnlich und reizend, so wie Hilde auch als Mensch war. Nicht nur durch diese ungewöhnliche und bezaubernde Geste, sondern auch durch ihren Mut, ihre Entschlossenheit und ihre tapfere Angstbewältigung wird sie in meiner Erinnerung immer einen ganz besonderen Platz einnehmen.

Traumatische Erfahrungen

Sie haben bereits eine Vielzahl an Möglichkeiten kennengelernt, wodurch Ängste, die über ein alltägliches Maß hinausgehen, ausgelöst werden können. Immer stehen in irgendeiner Form unangenehme Erfahrungen im Hintergrund, und manchmal müssen Situationen gar nicht selbst erlebt worden sein. Oft reichen Vorstellungen, Vorbilder oder Erzählungen aus, um Furcht zu entwickeln. Somit gibt es genauso viele Angst-Lernmöglichkeiten, wie es Menschen gibt, und daher ist gerade Flugangst durch den schon beschriebenen Entstehungsmix leicht zu erwerben und weit verbreitet.

Leider existiert grundsätzlich kein Schutz vor misslichen Ereignissen. Wir Menschen sind einerseits fragile Wesen, doch andererseits neben unserer Verletzlichkeit auch durchaus robust und meistens gut in der Lage, selbst gravierend schmerzhafte Erlebnisse zu verarbeiten. Manchmal gibt es jedoch traumatische Umstände, die mit Todesgefahr oder einer Gefährdung für die eigene oder die Gesundheit von nahestehenden Personen verbunden sind. Auch wenn es selbst für solche psychischen Verwundungen gute Verarbeitungsmechanismen gibt, so können diese jedoch umstandsbedingt manchmal nicht ausreichend sein und die Lebensqualität und den Umgang mit Gegebenheiten massiv beeinträchtigen.

»Ich denke, es hat etwas mit dem Autounfall vor drei Jahren zu tun«, erzählte mir Sabine in einer Sitzung, als sie zum ersten Mal wegen ihrer Flugangst bei mir war. Der Freund, der einst gefahren war, hatte zwar Verletzungen, doch glücklicherweise keine schweren. Auch Sabine erholte sich einigermaßen gut und dachte in der Folge kaum noch an den Unfall. Allerdings wollte sie seither nicht mehr fliegen, obwohl es dazu mehrere Gelegenheiten gegeben hätte. »Es ist unmöglich, ich kann mich nicht überwinden. Seit dem Unfall geht das schon so, obwohl ich weiß, dass es gar nichts miteinander zu tun hat. Glauben Sie, dass ich das mit dem Fliegen wieder hinbekommen werde?«

»Da bin ich sehr zuversichtlich«, sagte ich.

In Sabines Fall ging es um die Übertragung der ursprünglich überwältigenden Gefühle. Das Erleben des Ausgeliefertseins und der Hilflosigkeit hatte sich auf ähnliche Bereiche ausgeweitet. Sie konnte zwar wieder selbst Auto fahren, setzte sich jedoch nie wieder auf einen Beifahrersitz. Und sie konnte nicht ins Flugzeug einsteigen und sich dort einem anderen Lenker, in diesem Fall dem Piloten, anvertrauen.

Um solchen stark belastenden Gefühlen und dem Vermeiden verschiedener Fortbewegungsmittel entgegenzuwirken, ist eine traumatherapeutische Behandlung eine sinnvolle und wichtige Strategie. Sie ermöglicht die gute Verarbeitung von Schockerlebnissen. Sollten Sie selbst Ähnliches erlebt haben und unsicher sein, ob eine Konstellation aus der Vergangenheit noch immer auf Ihr Verhalten in der Gegenwart blockierenden Einfluss haben könnte, so sprechen Sie am besten mit fachkundigen Psychologen oder Psychotherapeuten und bitten um Einschätzung einer möglicherweise anzuratenden spezifischen Behandlung.

Sabine konnte das schlimme Erlebnis nach einigen Sitzungen gut verarbeiten und ist zuversichtlich, bald wieder fliegen zu können.

SO FÄLLT DIE ANGST WIEDER AB

»Es ist die Frage, ob man Angst hat, oder ob die Angst einen hat.«

Viktor Frankl

Zu jeder erfolgversprechenden Angstbewältigung – so wie auch Hilde sie bravourös gemeistert hatte – gehört sowohl die Konfrontation mit der angstauslösenden Gegebenheit als auch das bewusste Erleben des Nachlassens der Angst. Und beides ohne Einfluss beruhigender Substanzen wie Medikamente oder Alkohol.

Nachdem man diesen Entschluss gefasst hat, sollte man am besten eine »Vereinbarung« mit sich selbst treffen: nämlich so lange in der Situation zu bleiben, bis die irrationale Angst wieder abnimmt. Ganz bewusst geht es dabei nicht um eine krampfhafte Unterdrückung der beklemmenden Gefühle.

Die Beschäftigung mit anderen Tätigkeiten ist dabei jedoch empfehlenswert, wie etwa:

- Atem- und Entspannungsübungen,
- Musikhören,
- Lesen,
- Bewegung.

Angstgefühle und Aktivitäten können sozusagen parallel Platz haben. Die Angst wird gespürt, aber nicht unterdrückt und darf einfach da sein. Daneben ist es auch legitim, dem Gehirn »Entwarnung« zu signalisieren und sich mit angenehmen Dingen zu beschäftigen. Sowohl bei leichten Angstgefühlen als auch bei stärkeren bis hin zu Panikattacken ist es neben den bereits erwähnten Strategien und der wichtigen Gedankenkorrektur – die noch ausführlich besprochen wird – günstig, die Aufmerksamkeit ins »Jetzt« zu verlegen, um die Fixierung auf Angstgefühle zu unterbrechen. Was sehen und hören Sie? Betrachten Sie bewusst einen Gegenstand in Ihrer Nähe. Gibt es etwas zu riechen oder zu schmecken? Vielleicht lutschen Sie ein Bonbon und nehmen dessen Geschmack wahr. Was können Sie ertasten, und wie fühlt sich das an – zum Beispiel der Stoffbezug Ihres Sessels?

Die Konzentration auf wahrzunehmende Umgebungsfaktoren führt neben vielen anderen Möglichkeiten aus der Angstspirale heraus.

Tappen Sie beim Verweilen in dem angstbesetzten Bereich aber bitte nicht in die Falle eines »Zeitlimits«. Ich betreue immer wieder Klienten, die stolz darauf sind, kurze Flüge durchzustehen, jedoch in Schreckstarre verfallen, wenn sie an einen Langstreckenflug denken. Der Grund ist ganz einfach. Sie befinden sich während ihres kurzen Fluges auf einer »gedanklichen« Flucht. Ihre »Vereinbarung« mit sich selbst beinhaltet eine gewisse Flugdauer, die Sie bereit sind, irgendwie durchzustehen. Gleichzeitig erwarten Sie sehnlichst die Landung, und es bereitet Ihnen große Probleme, wenn sich die Flugdauer unerwartet verlängert. Sie umgehen somit den Effekt, die Angst zuzulassen, egal wie lange sie anhalten könnte, und verhindern dadurch deren Bewältigung. Es geht bei Ihnen nicht um eine umfassende Vermeidung der gefürchteten Situation, wohl aber um ein – wenn auch nur gedankliches – Fluchtverhalten.

Hingegen führt die Erkenntnis, dass Angst immer nachlässt, mit der Zeit und mit regelmäßiger Übung zur erleichternden Erfahrung, dass sie erträglich und nicht übermächtig ist. Je besser man sich darauf einlässt, desto schneller ebbt die Angst ab. Das betrifft auch Panikattacken, die eine starke Form von Angst darstellen. Wehrt man sich dagegen, so können sie länger auf einem höheren Niveau bestehen bleiben.

Irgendwann setzt aber auch bei falschem Verhalten in Form von »Weghaben-Wollen« ein »Erschöpfungsstadium« ein. Niemand kann sich über viele Stunden unentwegt fürchten, irgendwann fällt Angst ganz von alleine wieder ab. Dennoch ist dieses Nachlassen aus Ermüdung kein erstrebenswerter und zielführender Zustand. Daher lohnt es sich, Angstgefühle erst einmal zu akzeptieren und sie ablaufen zu lassen. Nur durch diese Strategie können sie schrumpfen, anstatt sich immer weiter auszubreiten.

Davonlaufen hilft nicht (lange)

Meine Seminargruppe und ich stehen ein wenig abseits der anderen Passagiere am Gate, den Aufruf zur Abfertigung unseres Fluges nach Paris abwartend.

Die Stimmung ist gespannt, doch zwischendurch auch fröhlich. Es wird geplaudert und manchmal gescherzt, man könnte fast von »Galgenhumor« sprechen. Nachrichten werden getippt, und die Zeit vergeht für viele zu langsam. Nach intensiver Vorbereitung und nach den gemeinsam verbrachten letzten Stunden ist die Erwartungsangst vor dem kommenden Flug hoch. Trotz der im Hintergrund spürbaren Müdigkeit ist jeder hellwach, und dementsprechend hoch ist der aktuelle Adrenalinspiegel.

Viele sind bereits »Flugprofis«. Das bedeutet jedoch nicht, dass sie frei von Flugangst sind. Daher fassten die meisten den Entschluss, nach vielen qualvoll verbrachten Flügen, die teilweise nur mit Hilfe von sedierenden Medikamenten oder

Alkohol bewältigbar waren, endlich etwas gegen ihre peinigenden Angstgefühle zu unternehmen.

Die Gruppe ist bunt gemischt. Jüngere und Ältere, Männer und Frauen, Viel-, Urlaubs- und ein Erstflieger sind vertreten.

Martin, von Beruf Orthopäde, ist bereits einige Male in seinem Leben geflogen. Das Fliegen gehörte nie zu seinen Lieblingsbeschäftigungen, doch irgendwie brachte er es hinter sich. Schließlich gehörte in seinem Weltbild auch das Absolvieren von nicht angenehmen Erfordernissen dazu. Hätte es da nicht diesen verflixten Paris-Flug vor sechs Jahren gegeben, auf dem nach seiner Auffassung alles schiefgelaufen war.

Eigentlich sollte es der schöne Anfang einer verspäteten Hochzeitsreise mit seiner Frau werden. Zwei Tage vor Urlaubsbeginn bekam Martin eine Erkältung. Lästig, und dazu noch der bevorstehende Flug. Nun ja, die bald zu erwartende Ortsveränderung würde wahrscheinlich rasch alles wieder in erfreulicherem Licht erscheinen lassen. Im Vorfeld war auch noch einiges zu erledigen, sodass Martin und seine Frau ziemlich gestresst zum Flughafen fuhren. Eine Großpackung an Papiertaschentüchern für die Schnupfennase war im Handgepäck mit dabei. In der vorletzten Reihe, sehr beengt sitzend, warteten die beiden, Martin mit roter Nase, auf den Start.

Endlich hob der Flieger ab.

Doch dann kam nach kurzer Zeit plötzlich die Durchsage des Piloten: »Sehr geehrte Fluggäste, hier spricht Ihr Copilot. Darf ich um Ihre Aufmerksamkeit bitten. Unser Kapitän leidet an starker Übelkeit und Magenkrämpfen, sodass wir für ihn dringend ärztliche Hilfe benötigen. Ich habe schon die Flughafenambulanz verständigt, die sich am Boden um meinen Kollegen kümmern wird. Daher fliegen wir kurzfristig wieder nach Wien zurück, damit unser Kapitän ärztlich versorgt werden kann. Ein Ersatzpilot wurde ebenfalls angerufen und ist auf dem Weg zum Flughafen. Wir werden deshalb, gleich nachdem wir nachgetankt haben, wieder unseren Flug nach Paris antreten. Ich hoffe auf Ihr Verständnis und bedauere die Umstände.«

Für Martin schien das Ende seines Lebens nahe zu sein. »Nein«, rief er laut. »Das gibt's doch nicht, das darf nicht wahr sein.« Am liebsten wäre er davongelaufen, doch wohin? In einer geschlossenen Röhre, gemeinsam mit über 100 anderen Menschen?

Marie, seine Frau, der die Lage zwar auch alles andere als angenehm war, versuchte ihm Mut zu machen. »Bitte beruhig dich, es wird schon nicht so schlimm sein. Der Copilot klingt doch ruhig, und es ist ja kein technischer Notfall.«

»Kein Notfall!? Wieso sagst du das? Das ist ein Horrorszenario, sonst müssten wir doch nicht zurückfliegen. Wie soll denn der Copilot den Riesenflieger auf den Boden bringen?«

Die anderen Passagiere saßen gespenstisch ruhig auf ihren Plätzen, eine bedrückende Stille herrschte. Niemand war zu sehen. Wo waren die Stewardessen? Im Nachhinein verstand Martin, dass sie, noch im Steigflug, ebenfalls auf ihren Plätzen warten mussten und natürlich intern über Bordtelefon miteinander kommunizieren konnten. Er begann zu schwitzen, atmete schnell und hörte förmlich, wie die Gedanken auf ihn einprasselten. »Keine Panik, bleib ruhig … ich will raus … nur nicht blamieren … was soll Marie von mir denken, was der Mann neben mir?«

Er wollte aufstehen, doch das war nicht erlaubt, er wollte am liebsten schreien, doch was hätte das gebracht? Und weinen? »Nein, bitte nicht, bleib stark, es ist so peinlich …«

Der Flieger ging jetzt im Sinkflug steil hinunter. Es war eine der schlimmsten Situationen, die er sich vorstellen konnte. Irgendwann war das Aufsetzen des Flugzeugs am Boden zu spüren, ein Holpern und starkes Bremsen. Martin war gedanklich noch immer weit weg. Alles – die Stimmen der Passagiere, die Ansage der Flugbegleiterin und Maries »Schau, wir sind gelandet, wir haben es geschafft!« –, all das nahm er nur aus der Ferne wahr. Er atmete lange aus und tupfte sich mit Taschentüchern, die er ja reichlich in seinen Hosentaschen vorbereitet hatte, die Schweißperlen von der Stirn. Am liebsten hätte er seinen Kopf auf Maries Schulter gelehnt, doch das hätte wohl ein wenig unsouverän ausgesehen, und so entschied er sich vorerst für Schweigen.

Nun, die Geschichte ist gut ausgegangen. Nach einer knappen Stunde am Boden kam es zum nächsten Start nach Paris. Martin war erschöpft und innerlich entschlossen, danach nie wieder ein Flugzeug zu betreten.

Paris, die Stadt der Träume. Sie verbrachten schöne, erlebnisreiche Tage, und irgendwann konnte er Marie davon überzeugen, dass eine Rückreise im Zug ein schöner Abschluss wäre. Viel netter als wieder ein Flug und wohl auch romantischer. Der Rückflug wurde storniert.

Nun, einige Jahre später, steht Martin hier am Gate. Ironie des Schicksals – wieder für einen Flug nach Paris. Marie hatte ihn zu dem Seminar überredet. Ja, sie hatte es nett gemeint, ja, er möchte ihr den Wunsch erfüllen. »Ihren« Wunsch, wieder zu fliegen.

Die letzten Urlaube waren schön, Kärnten, das Ausseerland, der Bodensee, und einmal das Meer, Grado. Für ihn wäre das ausreichend gewesen, doch nicht für Marie. Natürlich verstand er, dass sie wieder weiter wegfliegen möchte, obwohl er inständig gehofft hatte, sie würde das Thema nicht mehr erwähnen.

Der Kurs war informativ, er hat Neues erfahren, Zuversicht vermittelt bekommen und Anleitungen, was zu tun sei. Marie hat ihn zu Hause viel gefragt. Es hat gutgetan, mit der Angst und Scham nicht alleine zu sein. Und er hat aufschlussreiche Berichte anderer »Leidensgenossen« gehört, teilweise waren deren Ängste offensichtlich fast noch größer.

Von kompetenter Seite ist ihm erklärt worden, dass an dem damaligen Flugerlebnis gar nichts gefährlich war. Es war ein zwar nicht alltäglicher, aber dennoch normaler Vorgang. Alle Piloten wechseln einander bei ihren Flügen ab. Somit startet, fliegt und landet entweder am Hin- oder Rückflug immer auch der Copilot. Beide Piloten verfügen über das gleiche fliegerische Können.

Ja, vieles hat ihn bis jetzt beruhigt. So vieles hat er nicht gewusst. Zum Beispiel, dass er die letzten Jahre ein »Vermeidungsverhalten« praktiziert hat, was zwar verständlich war, aber seine Angst noch vergrößert hat. Und die Psychologin hat allen Seminarteilnehmern eine Art imaginäres »Bewältigungsköfferchen« mitgegeben. Jeder sollte die für ihn passenden Strategien anwenden.

Zu Hause hat er auch die empfohlenen Atem- und Entspannungsübungen probiert. Zu seinem Erstaunen fühlte er sich dabei sogar ganz wohlig. Doch jetzt, hier am Gate – sein Herz will fast zerspringen, und eine riesengroße, ihn beinahe verschlingende Angst wird übermächtig.

Unser Flug wird aufgerufen, und die Passagiere stellen sich in einer langen Schlange an. Bordkarten werden abgerissen. Martin und ich bilden den Abschluss unserer Gruppe. Deutlich ist die allgemeine Anspannung, und ganz besonders Martins Nervosität zu spüren. Ich bemerke sein Zögern und lächle ihn aufmunternd an. Gemeinsam betreten wir als Letzte die Röhre, die auch Passagiergastbrücke oder »Finger« genannt wird. Nach einigen von Martins sehr zögerlichen Schritten sind wir beim Eingang des Flugzeuges. Er bleibt stehen: »Ich kann das nicht, ich dreh um.«

»Martin, das ist nun die Reaktion, die zu erwarten ist, und von der ich erzählt habe«, beruhige ich ihn. »Die Angst ist gerade riesengroß, das ist mehr als verständlich. Sie selbst steuern Ihre Gedanken, und jetzt ist es wichtig, ganz entschlossen die Zügel wieder in die Hand zu nehmen. Denken

Sie dabei an den Vergleich mit einem Pferd, auf dem Sie reiten und das für einen kurzen Moment davongaloppieren möchte. Doch Sie lassen das nicht zu.

Sie persönlich bestimmen über Ihre Vorstellungen, und niemand anderer. Es geht um ein Kräftemessen, wer ist stärker, die Angst oder Sie – der erwachsene und im Leben erfolgreiche Martin.«

Wir sind nun die Letzten in der Röhre.

»Ich kann nicht, ich schaff das nicht!« Seine Stimme klingt verzweifelt. Ich bemerke sein Zittern. Immer noch bewegt er sich keinen Zentimeter nach vorne. Ich überlege einen kurzen Moment. Wie direktiv kann und soll ich jetzt sein? Es ist natürlich seine individuelle Entscheidung, doch ich weiß, dass seine Erleichterung nur kurzfristig anhalten würde. Schon am Heimweg – den Misserfolg im »Gepäck« – wäre die Enttäuschung vorhersehbar und riesengroß. Wahrscheinlich genauso groß wie die seiner Frau.

»Martin, ich weiß, Sie glauben nun, es nicht schaffen zu können. Doch genau diese sehr kurz anhaltende Entlastung in Form von Weglaufen würde langfristig Ihre Angst noch weiter vergrößern und sie vielleicht unüberwindbar machen. Fliehen kann man nur vor einer Gefahr, nicht aber vor der Angst, denn die flieht mit. Sie sind bestens vorbereitet, und es wird kaum wieder günstigere Bedingungen als heute geben. Sie kennen die Piloten, und Sie kennen die Gruppe, sozusagen Ihre Leidensgenossen. Vielen davon geht es ähnlich. Und ich sitze im Flugzeug neben Ihnen. Wir schaffen das gemeinsam, da bin ich mir sicher.«

Ich merke, es handelt sich um die entscheidenden Minuten, ja fast Sekunden. Martin steht noch immer starr, bewegt sich nicht.

»Darf ich Sie kurz anfassen?«, frage ich. »Ja, ja«, ist seine Antwort.

Ich lege meinen Arm an seinen Rücken und bewege ihn

dazu, ein paar Schritte zu machen. »Ich weiß, die Überwindung ist hart, doch Sie werden sehen, wie groß danach die Erleichterung ist. Ich habe Ähnliches schon oft erlebt, Sie können mir vertrauen.«

Sein innerer Kampf ist deutlich spürbar. Endlich, er macht die ersten langsamen Schritte in die richtige Richtung. Gemeinsam gehen wir wie auf rohen Eiern in Richtung Flugzeug. Ich bemerke, dass nur noch auf uns beide gewartet wird. Doch das ist in Ordnung, die Piloten wissen ja Bescheid. Nun betreten wir die Maschine. Die Chef-Flugbegleiterin strahlt Martin an. »Herzlich willkommen, ich freue mich sehr, dass Sie hier sind.« Die Augen der anderen Kursteilnehmer leuchten ebenso. Ein kurzes Jubeln ist zu hören und viele gute, wohltuende Worte.

Martin und ich sitzen nebeneinander. Der Start beginnt. Ich leite ihn zur ruhigen und hilfreichen Atmung an und empfehle ihm, kurz alle möglichen Muskelgruppen in seinem Körper an- und rasch wieder zu entspannen. Die Angstgefühle soll er zulassen, sie dürfen da sein, doch destruktive Gedanken bekommen ein Stoppschild vorgesetzt.

Martins Hände sind nass, und auf seiner Stirn glänzen Schweißperlen. Er atmet anfangs schnell. »Ich fühle mich gar nicht gut, glauben Sie wirklich, dass ich das durchhalte? Ich habe auf Ihr Anraten nichts Beruhigendes eingenommen. Vielleicht war das ein Fehler?«

Ich versichere ihm, dass er richtig gehandelt hat, und spreche ihm Mut zu. Und immer wieder leite ich ihn zur richtigen Vorgehensweise an. Fast resigniert macht er alle Anleitungen gut mit. Und wirklich – nach einigen Minuten ist die Panik vorüber. Er lächelt. »Ich hab's geschafft, ich hab's geschafft!« Überglücklich trocknet er sein Gesicht. Er wirkt wie nach einer langen körperlichen Anstrengung, fast wie ein Marathonläufer, der im Zieleinlauf keuchend sein Siegesinterview gibt.

Auch den anderen geht es gut. Freude macht sich breit, und das nicht erst, wie zu erwarten, am Rückflug, sondern schon jetzt am ersten Flug. Alle strahlen, die Flugbegleiter, die Teilnehmer und ich.

Auch wenn es den meisten vor dem Flug schwerfällt zu glauben, dass diese Angstbewältigung sogar Glücksgefühle hervorrufen kann, so werden sie dann doch durch die Realität überzeugt. Und auch für mich ist es selbst nach einer Vielzahl an gemeinsamen Flügen mit meinen Klienten noch immer ein berührendes Gefühl.

Beim Rückflug ist Martins Angst wie verflogen. Er dankt mir für meine »Hartnäckigkeit« in der Röhre, ohne die er seinem Fluchtimpuls gefolgt wäre und den Flug verweigert hätte. Seine Frau Marie wird ihn spätabends in Wien am Flughafen erwarten. Sie ist begeistert und umarmt mich spontan. Hand in Hand gehen die beiden wohl neuen Horizonten entgegen.

ALKOHOL UND MEDIKAMENTE – (K)EIN MITTEL DER WAHL?

Gerne erinnere ich mich an einen Flug vor vielen Jahren, den ich mit Anna und Daniel, einem netten Ehepaar, nach einigen therapeutischen Sitzungen unternommen habe. Daniel litt an Flugangst. An und für sich war es für ihn selbst keine große Belastung, da er das Problem umging, indem er einfach nicht mehr flog. Doch mit den Jahren wurde sein Vermeidungsverhalten für Anna schwierig, wollte sie doch gerne die Welt sehen, aber nicht alleine, sondern gemeinsam mit ihrem Mann. Und Daniel sah ein, dass er Anna mit seiner Verweigerung nicht ewig blockieren konnte.

Wir besprachen im Laufe einiger Stunden die wichtigsten psychologischen Strategien, und so vorbereitet, entschloss sich Daniel, gemeinsam mit seiner Frau und mir einen Flug zu wagen.

Beim Rückflug gab es dann eine erfreuliche Überraschung. Strahlend öffnete Daniel seine Computertasche. Darin waren neben einem kleinen iPad zahlreiche Medikamentenpackungen verstaut: »Die habe ich alle für den Notfall mitgenommen. Ich kann es selbst nicht fassen, doch ich habe vor und während des Fluges keine einzige Tablette genommen«, sagte er, und seine Augen glänzten feucht. Er hatte sichtlich mit den Tränen zu kämpfen. »Ich habe diese Beruhigungstabletten seit Jahren Tag und Nacht bei mir, und ich habe sie immer geschluckt, wenn ich Angst vor einer Situation hatte. Eigentlich wollte ich sie auch heute nehmen. Nachdem Sie aber erklärt haben, dass es unsinnig wäre, gerade am ›Therapie-Flug‹ etwas Beruhigendes zu verwenden, habe ich nach langem Zögern probiert, ob ich es auch so schaffe. Ich wusste nicht, dass ich mit den Tabletten die Angstüberwindung bisher selbst verhindert hatte. Ich danke Ihnen von Herzen, ich glaube, heute fängt für mich ein neues Leben an.«

So wie Daniel geht es vielen von Ängsten betroffenen Menschen. Zur »Behebung« dieser Zustände ist es oft verlockend und zunächst auch verständlich, Medikamente einzunehmen. Beruhigungsmittel, meist Benzodiazepine, aber auch bestimmte relaxierende Antidepressiva können bei Angstzuständen durchaus Erleichterung verschaffen. Sie beheben jedoch nicht die Ursache von Angsterkrankungen und helfen meist nur vorübergehend.

Längerfristig können sie zu Abhängigkeit und Gewöhnung führen, da sie ein hohes Suchtpotenzial bergen, ganz abgesehen von Müdigkeit und Benommenheit, die beruhigende Substanzen oft auslösen. Dies ist ein unangenehmer Nebeneffekt, vor allem für Geschäftsreisende. Umgekehrt bringen sie gerade in extremen Angstsituationen manchmal gar nicht oder erst verzögert den gewünschten Beruhigungseffekt. Es gibt sogar Hinweise darauf, dass die Wahrscheinlichkeit für Panikattacken unter Einfluss von Tranquilizern erhöht wird. So habe auch ich aus mehreren Erzählungen von Betroffenen erfahren, dass diese gerade bei den höchsten Angstspitzen nicht die erhoffte Wirkung verspürt haben, wohl aber danach sehr müde wurden – somit zu einem Zeitpunkt, wo ihnen das Gefühl von Schläfrigkeit bereits wieder unangenehm war.

Auf jeden Fall bringen sie noch einen weiteren gravierenden Nachteil mit sich. Sie verhindern aktive, selbst eingesetzte Bewältigungsstrategien und führen die Betroffenen immer weiter in Gefühle von Hilflosigkeit und noch größerer Furcht vor der immer übermächtiger werdenden Angst. Die Kontrolle wird an eine Substanz abgegeben, und Flugangst somit noch verstärkt. Ganz abgesehen davon sollten Medikamente an Bord eines Flugzeugs immer nur mit Vorsicht und nach ärztlicher Abklärung genommen werden. Durch die veränderten Umgebungsbedingungen werden sie anders im Blut aufgenommen und vom Körper langsamer abgebaut. Dadurch ändern sich Wirkungen und Wechselwirkungen. Kein Pharmaunternehmen testet seine Produkte in 2.500 m Höhe in sauerstoffarmer Luft, denn der Potenzierungsgrad sowie Neben- und Wechselwirkungen sind unter solchen Bedingungen unbekannt.

Um Ängste langfristig erfolgreich zu bewältigen, führt kein Weg an der Konfrontation mit der gefürchteten Situation vorbei. Nur wer selbst erlebt, dass sie mit geeigneten Bewältigungsstrategien und aus eigener Kraft besiegt werden können, wird dauerhaft gut mit ihnen umgehen können. Bei besonders hartnäckigen und lange bestehenden Angststörungen kann eine Kombination aus Verhaltenstherapie und Psychopharmaka zwar ein Einstieg in die Behandlung sein. Aber jeder Therapeut wird auch in solchen Fällen als Therapieziel mit seinen Klienten immer die nachhaltige Angstbewältigung ohne Einnahme von Benzodiazepinen anstreben. Denn Angstbewältigungstraining unter Einfluss von dämpfenden Medikamenten ist ein Paradoxon und nicht zielführend. Es wären nicht Sie selbst, sondern eine Substanz, die ein vermeintliches Erfolgserlebnis bewirken würde. Dieses Mittel würde Ihnen jedes Mal aufs Neue vor Augen führen, dass Sie bei der Angstbewältigung von einer Arznei abhängig sind, und das Problem somit nur verlängern.

Das angestrebte Ergebnis soll jedoch sein, dass Sie und nur Sie alleine die Kontrolle über Ängste bekommen und auch behalten. Schwächen Sie sich daher nicht selbst durch die Einnahme von Beruhigungsmitteln oder anderen Substanzen für den Umgang mit gefürchteten Situationen. Vertrauen Sie Ihren eigenen Bewältigungskräften und Kompetenzen, die Sie mit Sicherheit schon gut durch so manche Lebensturbulenzen navigiert haben.

Eine interessante Entdeckung machten darüber hinaus einige Wissenschaftler: In Studien konnte festgestellt werden, dass Gedanken die gleiche Wirkung wie Medikamente haben und diese durchaus ersetzen können. »Richtiges Denken wirkt wie Penicillin«, meint etwa der bekannte Neurobiologe Marcus Täuber. Auch diesen Effekt konnte ich in ähnlicher Form an einigen meiner Klienten beobachten. Wie am Beispiel von Daniel exemplarisch erklärt, war es ihnen möglich, auch ohne ihre gewohnten Beruhigungstabletten einen gleichermaßen entspannenden Effekt durch Einsatz ihrer – richtigen und hilfreichen – Gedanken zu erzielen. Im dritten Teil des Buches werden Sie noch einiges mehr über die Kraft der Gedanken erfahren.

Wie verhält es sich nun mit Alkohol? Für den leichteren Umgang mit angstbesetzten Gegebenheiten mag es kurzfristig verlockend erscheinen, sich Mut anzutrinken und sich dadurch entspannter zu fühlen. Sollte Alkohol schon zu Ihrem regelmäßigen Flugbegleiter geworden sein, so werden Sie wahrscheinlich bemerkt haben, dass die Flugangst, auf Dauer gesehen, dadurch nicht kleiner, sondern eher größer geworden ist. Es gilt das gleiche Prinzip wie bei allen anderen beruhigenden Substanzen. Aktive Selbstbewältigungsstrategien werden verhindert, und man wird für die Situationsbewältigung mehr und mehr an die Substanz gebunden. »Ich brauche das, weil ich das Ganze sonst nicht schaffe«, wird zum Credo, um Fliegen auszuhalten. Oft weitet sich Angst deshalb noch auf andere Gebiete aus. So kann es zum Beispiel auch in einem engen Tunnel vermeintlich unerträglich werden oder bei der geplanten Präsentation, die man vor 20 Kollegen halten soll.

Abgesehen vom meist unerwünschten Nebeneffekt des benebelten Kopfes, den man gerade im beruflichen Kontext nicht gut brauchen kann, kann Alkoholkonsum speziell im Flugzeug äußerst unangenehme Folgeerscheinungen haben. Auch er wirkt ähnlich wie Medikamente unter veränderten Druckbedingungen und in der sauerstoffärmeren Luft anders und geht schneller ins Blut über. Ein Drink in der Luft entspricht der vielfachen Menge auf dem Boden. Aus einem leicht angeheiterten Zustand kann es im Flugzeug schnell zu einem Rauschzustand kommen. Zusätzlich wird Alkohol beim Fliegen vom Organismus langsamer abgebaut.

Oft ist auch das Wissen unbekannt, dass Alkohol nur kurzfristig beruhigend wirkt. Danach steigen Aktivierung und damit einhergehend die Angst noch weiter an. Um die sedierende Wirkung aufrechtzuerhalten, müsste man ständig »nachtanken«, was jedoch noch schneller zu einer Berauschung führen kann.

Psychopharmaka und Alkohol sind folglich keine geeigneten Mittel zur Bewältigung der Flugangst, auch wenn es bequem erscheinen würde, sich mit chemischen Mitteln zu betäuben. Machen Sie sich daher bewusst, dass es weitaus bessere Möglichkeiten zur Überwindung der Angst gibt, und stellen Sie sich dieser entschlossen entgegen. Nur dadurch können Sie erfahren, dass Angst gut ausgehalten und besiegt werden kann. Das führt nachhaltig zur Stärkung Ihres Selbstwertgefühls und zum Vertrauen in die eigenen Bewältigungsfähigkeiten.

VERMEIDEN – VERSTÄNDLICH, ABER FALSCH

Große Spinnen, tieffliegende Vögel, der enge Lift, ein hoher Turm, die Gondel am Berg, eine Injektionsnadel, der riesige Hund, eine Rede vor den Chefs halten, 10.000 Menschen beim Konzert, ein Flugzeug und noch vieles mehr. All diese Objekte oder Umstände sind in der Lage, uns großen Schrecken einzujagen. Warum sollten wir uns dem aussetzen, wenn es nicht unbedingt nötig ist? Sie ahnen die Antwort, falls Sie die bisherigen Kapitel gelesen haben. Tun wir es nämlich nicht – also wählen wir über längere Zeit den bequemeren Weg und umgehen gefürchtete Konstellationen –, so verschafft uns das nur kurzfristig Erleichterung. Auf lange Sicht hingegen werden Ängste verstärkt, denn wir bestätigen uns jedes Mal quasi selbst, dass es gut war, sich der vielleicht unsicheren Situation nicht auszusetzen, und dass wir es ohnehin nicht geschafft hätten. In Wahrheit wollen Sie doch, dass die Ängste kleiner werden und nicht größer. Was also tun?

Ich kann die zentrale Bewältigungsstrategie gar nicht oft genug wiederholen. Sie ist in der Umsetzung oft der schwierigste, doch entscheidende Weg. Um Ängste abzubauen, ist es unumgänglich, sich irgendwann in die gefürchtete Lage zu begeben. Es gibt psychologische Techniken, die darauf abzielen, angstbesetzte Situationen – als Vorbereitung zur realen Konfrontation – zunächst in der Vorstellung oder nur simuliert zu bewältigen. Doch auch bei solchen Vorübungen zeigt sich das Ergebnis erst dann, wenn man sich schließlich ganz real in die angsterzeugende Konstellation begibt.

Die beste Therapie ist nämlich so lange nicht von Erfolg gekrönt, als das Nachlassen der Angst nicht real erlebt wird. Nur durch dieses »Im-Geschehen-Bleiben«, ohne zu flüchten, kann empfunden werden, wie sich Angstgefühle verändern. Nur durch gewährendes Ablaufenlassen können diese ihren Schrecken verlieren. Daher geht es zunächst einmal um den festen Entschluss, so lange in der unangenehmen Lage zu bleiben, bis die Angst kleiner wird, so schrecklich sich das auch anfühlen mag.

Eine wichtige Grundlage ist das Wissen, dass Ängste ungefährlich sind und jedes noch so starke Gefühl bis hin zur Panikattacke gut verträglich ist. Das bedeutet nicht, dass die oft quälenden Zustände angenehm sind – keineswegs. Sie sind extrem unangenehm, und gerade deshalb werden sie so gerne vermieden. Doch sie sind nichts anderes als starke, aber harmlose Stressreaktionen.

Umgekehrt kennen wir alle auch Situationen, in denen wir uns »freiwillig« fürchten wollen, z. B. beim Anschauen eines gruseligen Krimis. Die damit einhergehenden Angstgefühle nehmen wir gerne in Kauf und würden sie niemals als schädlich einstufen.

All diese psychologischen Mechanismen schilderte ich Florian, der mich konsultierte. Er war als Betriebsberater in einem internationalen Konzern für Firmenprüfungen zuständig. Sein Unternehmen bot weltweit Dienstleistungen an. Florian arbeitete gern in diesem Metier und fühlte sich in seinem Betrieb wohl. Es gab nur einen Haken, und das waren die dienstlichen Flüge. Schon sein erster beruflicher Flug nach London war nahezu ein Fiasko gewesen. Florian stand unter Druck, denn er wollte sich gerade am Anfang seiner Karriere gut präsentieren und sich in Begleitung seines Kollegen keine Blöße geben. Schon beim Start bekam er Beklemmungsgefühle und begann zu schwitzen. Er versuchte, alles wegzulächeln und selbstsicher zu wirken. Sein Kollege sprach viel, was einerseits ganz gut war und ihn ein bisschen von den quälenden Gefühlen ablenkte. Doch der Flug verging nicht und nicht. Früher war ihm nie aufgefallen, dass die Luft im Flieger komisch stickig war, und dann die vielen Geräusche. Laut war es, und ständig ein neuer Ton. War das normal? Sein Herz klopfte wild, und er befürchtete, ohnmächtig zu werden. Damit wäre alles aus gewesen und der tolle neue Job möglicherweise verloren.

Minuten wurden zu Stunden, die Zeit schien stillzustehen. Er wäre gern auf die Toilette gegangen, hatte aber Sorge, dort einen Kreislaufkollaps zu bekommen. Das Schwanken des Fliegers, die Gerüche der Öfen, in denen die Mahlzeiten erwärmt wurden, die lächelnden Stewardessen, sein ohne Unterlass plaudernder Kollege – er fühlte sich wie kurz vor einem Zusammenbruch. Der Schweiß auf seiner Stirn – immer wieder wischte er ihn weg. Es war peinlich, was sollte der andere wohl denken. Dauernd wurde er gefragt, ob er noch etwas trinken möchte. Sehr zuvorkommend waren alle, doch das nervte ihn. Jeder in seinem Umkreis konnte wahrscheinlich sehen, wie schlecht es ihm ging. Sein Herz pochte immer schneller, und dazu gesellten sich Schwindelgefühle. Was, wenn er einen Herzinfarkt erlitt? Beinahe hätte er dem Kollegen seinen Zustand verraten, doch ein Hoffnungsschimmer zeichnete sich ab – die Landung nahte. »Noch eine Viertelstunde, das halt ich aus«, beruhigte er sich selbst.

Nach der Landung fiel er erschöpft ins Hotelbett. Der Kollege wäre gern noch mit ihm an die Bar auf einen Schlummertrunk gegangen, doch Florian entschuldigte sich mit Kopfschmerzen.

Die Betriebsprüfung in den nächsten Tagen ging gut über die Bühne. Doch ständig musste er an den Rückflug denken. Er vertraute sich seiner damaligen Freundin an. Sie machte sich nicht lustig, sondern gab ihm den rettenden Tipp. Sie arbeitete nämlich als pharmazeutische Assistentin in einer Apotheke und empfahl ihm für den Rückflug ein Beruhigungspulver. Eine geringe Dosis, aber doch so, dass es für ihn vielleicht erträglicher wurde. Hoffentlich, hoffentlich würde es ihm helfen.

In einer nahegelegenen Apotheke geriet er glücklicherweise an eine überaus verständnisvolle Pharmazeutin, die ihm das Präparat aushändigte, nachdem er ihr seine Situation geschildert hatte.

Der Rückflug war zwar besser, doch fühlte er sich durch das Beruhigungspulver benommen und hätte am liebsten geschlafen. Irgendwann nickte er ein und erklärte es seinem Kollegen mit Erschöpfung nach den anstrengenden Tagen. Eine dauerhafte Lösung stellten die Medikamente jedenfalls nicht dar, das war ihm bewusst. Klare Gedanken und ein nicht benebelter Zustand waren ihm bei seinem Beruf zu wichtig.

Seit diesem Vorfall unternahm er alle Dienstreisen nur noch mit dem Auto. Irgendwann wurde es jedoch auffällig, dass er Flüge vermied. Florian war zu diesem Zeitpunkt schon zwei Jahre lang in seiner Firma. Er war tüchtig, kompetent und beliebt. Und so traute er sich irgendwann, seinem Vorgesetzten die lästige Flugangst zu gestehen. Einfach war das nicht, und es dauerte einige Wochen, bis er den Mut für ein Gespräch fand. Sein Chef reagierte glücklicherweise verständnisvoll. Zwar war er erstaunt und nicht erfreut, doch sie verblieben so, dass Florian eine Behandlung gegen die Flugangst überlegen sollte und bis dahin seine Dienstreisen weiterhin mit dem PKW absolvieren durfte.

Als ihm eine Dienstreise in die USA bevorstand und er ernsthaft daran dachte, mit dem Schiff zu fahren, war der Zeitpunkt für Florian gekommen, die Behandlungspläne schnell Realität werden zu lassen.

Akzeptanz lässt Angst schrumpfen

Wir begannen mit einer auf ihn persönlich abgestimmten Behandlung. Sein Vorgesetzter war großzügig und übernahm die Kosten, da er ein geschätzter Mitarbeiter war und es im Interesse des Betriebes stand, dass er bald beschwerdefrei fliegen konnte.

Als therapeutische Erfolgskontrolle und für die notwendige Konfrontation mit der angstbesetzten Situation vereinbarten wir einen gemeinsamen Flug, der uns nach Frankfurt und wieder zurückbringen sollte. Ziel dieser »Exposition in vivo« ist das bewusste Erleben des Nachlassens der Angst – ohne Einfluss beruhigender Medikamente oder Alkohols.

Ich erklärte Florian, dass im Vorfeld der Entschluss und die symbolische Vereinbarung mit sich selbst wichtig sind, so lange in dem gefürchteten Setting zu bleiben, bis die irrationale Angst abnimmt. Egal, wie lange das dauert. Es sollen keine krampfhaften Ablenkungen unternommen, sondern alle unerwünschten Gefühle zugelassen werden. Daneben ist die Beschäftigung mit angenehmen Tätigkeiten wie Musikhören, Lesen, Entspannungsübungen, bewusste Bauchatmung u. Ä. sinnvoll und empfehlenswert. Nur eben nicht zur Unterdrückung der Angstgefühle, denn diese sollen und dürfen bewusst wahrgenommen werden.

Die Erkenntnis, dass Angst immer nachlässt, führt mit der Zeit und regelmäßigem Üben zur erleichternden Erfahrung, dass sie aushaltbar und nicht übermächtig ist. Je besser man sich darauf einlässt, desto schneller werden die beklemmenden Angstgefühle schwächer. Wie Sie hier mehrmals lesen werden, klingen Ängste, ganz gleich welchen Ausmaßes, in jedem Fall wieder ab. Je stärker man sich dagegen wehrt, desto länger können sie allerdings auf höherem Niveau bestehen bleiben. Doch selbst in diesem Fall stellt der erschöpfte Körper nach einiger Zeit auf »Erholungsmodus« um. Niemandem gelingt es, über viele Stunden hinweg unentwegt Angst zu haben. Dennoch ist es kein erstrebenswerter Zustand, den Zeitpunkt der Entkräftung abzuwarten. Schon allein aus diesem Grund ist es wichtig, sich nicht gegen die gefürchteten Gefühle zu wehren, sondern sie zu akzeptieren und ablaufen zu lassen.

Florians Flugangst basierte wie bei vielen Menschen auf verschiedenen zugrunde liegenden Faktoren. So hatte er schon immer eine gewisse Grundskepsis dem Fliegen gegenüber empfunden. Dieses Phänomen kennen die meisten, und es beginnt manchmal schon in der Kindheit. Die Unsicherheit der Eltern, Erzählungen anderer über die »Gefährlichkeit« des Fliegens oder mediale Berichte über Flugunfälle tragen nicht zur Vertrauensbildung bei.

Auf seinen wenigen Flügen konnte er in weiterer Folge kaum genügend Erfahrung erlangen und interpretierte alle flugbegleitenden Reize als möglicherweise gefährlich. Dazu gehörten normale Fluggeräusche und Gerüche. Auch die immer wieder einmal auftretenden Turbulenzen bereiteten ihm Sorgen, da er bisher nicht gewusst hatte, dass diese für das Flugzeug ungefährlich und eine alltägliche Begleiterscheinung sind. Hier fehlte es ganz einfach an Routine und Information.

Begünstigt durch seine schon skeptischen und ängstlichen Gedanken begann er zusätzlich, all seine körperlichen Reaktionen genauestens wahrzunehmen und als potenziell gesundheitsschädlich zu bewerten. Das stärkere Herzklopfen und die leichte Übelkeit führten zu »Katastrophengedanken«, welche die Angst noch mehr ansteigen ließen. Ein Angstkreislauf begann und drehte sich nur noch um Befürchtungen von Nicht-aushalten-Können, Ohnmacht oder Herzinfarkt. Zusätzliche angstverstärkende Einflüsse waren beruflicher Stress und als Krönung noch sein selbst auferlegter Druck, sich vor mitreisenden Kollegen nur ja keine Blöße zu geben.

Während einiger Sitzungen besprachen wir all das und natürlich die Strategien, wie Florian sich am besten verhalten sollte, um wieder weitgehend unbeschwert fliegen zu können. Ausgestattet mit diesem Wissen, dem festen Entschluss, das Gelernte in die Tat umzusetzen, einer großen Portion Überwindung, viel Elan und einem kleinen Stofftier-Ungeheuer, checkte Florian für seinen Flug nach Frankfurt ein.

Nebeneinandersitzend warteten wir auf den Start. Florian war angespannt. Ich motivierte und bestärkte ihn, sich richtig zu verhalten. Andere Flugzeuge waren zu sehen, Flugbegleiter liefen emsig durch die Kabine, und die Startklappen wurden ausgefahren. Dann wurde es ruhig, wir warteten auf den Start. Gleich darauf hörte man das Aufheulen der Triebwerke. Das Flugzeug hob steil ab, wir wurden in unsere Sitze gedrückt, und schon waren wir in der Luft.

Florian setzte schon am Boden und nun auch in der Luft durchgehend seine persönlichen Lieblingsstrategien ein. Für ihn waren das die Ultra-Kurzentspannung, die hilfreiche Atmung und ein kleines Angstmonster, das er in der Hand hielt. Es symbolisierte seine Angst, die mitfliegen durfte. Ganz bewusst und ohne sich dagegen zu wehren.

»Meine Damen und Herren, hier spricht Ihr Kapitän. Ich bedauere, Ihnen mitteilen zu müssen, dass wir ein kleines technisches Problem haben.« Angespannte Stille machte sich im Flugzeug breit, und alle Augenpaare, die ich sehen konnte, waren schreckgeweitet. Die Gesichtsfarbe von Florian glich einem hellen Blatt Papier.

»Es geht um den Ausfall unseres Wetterradars. Wir benötigen es nicht zwingend, da auf unserer Flugstrecke keine Gewitter vorhergesagt sind. Aus Sicherheitsgründen sollte es jedoch funktionieren, und daher landen wir nun in Wien zurück und lassen es austauschen. Gleich danach setzen wir unseren Flug fort. Ich werde Sie noch darüber informieren, ob Sie während unseres Aufenthalts sitzenbleiben können oder für die kurze Zeit mit einem Bus abgeholt werden. Bitte entschuldigen Sie die Umstände.«

Eine Mischung aus förmlich hörbarer, gespenstischer Stille und Lärmfetzen ergab eine spannende Atmosphäre. Da und dort vernahm man Gesprächsbrocken, Kindergeschrei, das Ausfahren des Fahrwerks, und das alles gleichzeitig mit einem steilen Anflug zurück nach Wien.

»Das darf jetzt aber nicht wahr sein«, stöhnte Florian.

Das war auch mein erster Gedanke, vor allem im Hinblick auf unseren speziellen »Therapieflug«. Fast hätte ich mich zu einer Bemerkung wie »Shit happens« hinreißen lassen, sagte dann aber: »Ich habe so etwas auch noch nicht erlebt. Aber es klingt harmlos, und auf jeden Fall ist es beruhigend, dass die Sicherheitsstandards allerhöchste Priorität haben.«

»Was soll ich jetzt machen, ich glaub, das ist mir zu heftig!« Florians Stimme zitterte.

Es dauerte ein paar Minuten, bis ich ihn beruhigen konnte. »Sie haben jetzt die fast einmalige Chance, auch eine solch außergewöhnliche Flugsituation zu erleben, und dazu noch heute unter diesen optimalen Bedingungen.« Ich bestärkte ihn bei seinen Übungen, vor allem dem Stoppen aller destruktiven Gedanken, und gab mein Bestes, um gemeinsam mit ihm seine Gedanken auf einen guten Kurs zu lenken. »Ich bin bei Ihnen. Sie haben durch die Rücklandung und den zweiten Start sogar noch mehr Zeit, um die Angstgefühle einfach ablaufen zu lassen. Egal, wie lange es dauert. Lachen Sie dem Angstmonster ins Gesicht, es hat offensichtlich versucht, gute Arbeit zu leisten. Es wollte Sie in noch größeren Schrecken versetzen, aber das ist ihm nicht gelungen. Diesmal behalten Sie die Zügel in der Hand und entscheiden selbst, was Sie denken.«

Noch vor der Rücklandung, die schnell erfolgte, gelang ihm das befreiende Umdenken. Schließlich ging nach den ersten Schreckminuten auch alles gut – die Rücklandung, der kurze Bodenaufenthalt im Flugzeug und der nächste Start.

Wie vorausgesagt wurden seine Angstgefühle schwächer. Es gelang ihm, sie zuzulassen, ohne verbissen dagegen anzukämpfen. Es war ein wellenförmiges Abfallen, auch darüber wusste er Bescheid. Die Angstspitze war nur anfangs hoch, dann ging es immer leichter. Zwischendurch gab es dann und wann ein kurzes Aufflackern der Furcht. Mit jedem Mal konnte er diese Gefühle besser zulassen. Er blieb konsequent bei den Bewältigungsstrategien – und irgendwann war die Angst weg.

Den Rückflug verbrachten wir gut gelaunt. Es war nun schon unser dritter Flug an diesem Tag. Die Entlastung war spürbar. Florian hatte es auch unter diesen erschwerten und selten vorkommenden Bedingungen einer Rücklandung gut geschafft, was ihn mit Stolz erfüllte.

Er wusste mittlerweile, dass es keine Garantie für lebenslange Angstfreiheit gab, denn Ängste können immer wieder einmal aktualisiert werden, wenn auch meist in schwächerer Form, vielleicht aber auch überhaupt nicht mehr. Doch genauso gut wusste er, dass er aus seinem Handwerksköfferchen jederzeit wieder die passenden Bewältigungswerkzeuge verwenden konnte. Das gab ihm Sicherheit und Selbstvertrauen. Sein Stoff-Angstmonster begleitete ihn noch auf den nächsten Flügen, und der Druck, dass niemand im beruflichen Umfeld über seine früheren Angstgefühle Bescheid wissen durfte, war von ihm abgefallen.

Längere Zeit nach unserem etwas abenteuerlichen Flug bekam ich eine Mail: »New York, San Francisco, Zürich, London, Hongkong, Singapur. Sie können stolz auf mich sein! Ihr dankbarer Florian.«

TEIL II

WIE SICHER IST ES WIRKLICH? – DIE WAHRHEIT RUND UMS FLIEGEN

Unter Mitwirkung von
Flugkapitän Rudolf Rausch

Wie kann das alles funktionieren? – Fliegen, leicht verständlich

»Stellen Sie sich vor, der Pilot hat gesagt, er wird die Reisegeschwindigkeit erhöhen, um die Verspätung wieder einzuholen«, sagt Kerstin zu mir. »Diese Geschwindigkeit noch erhöhen, es ist so schon gefährlich genug, und dann noch schneller … mir war den ganzen Flug über flau im Magen, und ich war so angespannt, dass ich nicht einmal auf die Toilette gegangen bin.«

Experten warnten im 19. Jahrhundert davor, dass Menschen ernsthaft Schaden nehmen würden, sollten sie mit der Eisenbahn schneller als 30 km/h fahren. Eine komplette Fehleinschätzung, wie wir heute wissen. Dieses Statement entstand nämlich zu einer Zeit, als das Pferd und seine Schnelligkeit das Maß aller Dinge waren. Die Sorge über das bis dahin ungewohnte Tempo war jedenfalls sehr groß. Als 1825 der englische Erfinder der Dampflok, George Stephenson, die erste Eisenbahnstrecke zwischen Manchester und Liverpool beantragte, schrieb die Pariser »Académie des sciences«, dass die schnelle Bewegung der Reisenden eine Gehirnerkrankung, das sogenannte »Delirium furiosum«, hervorrufen könnte.

Heute können wir über diese Aussagen nur milde lächeln. Aber waren sich die Menschen damals – und sind sie sich heute bewusst, dass wir uns auf und mit unserer Erde selbst sehr schnell bewegen? Am Äquator sind die Menschen mit einer Rotationsgeschwindigkeit der Erdkugel von 1670 km/h unterwegs. Mit dieser Geschwindigkeit drehen wir uns um die eigene Erdachse, ohne dass wir es bemerken. In unserer Gegend in Mitteleuropa drehen wir uns etwas langsamer. Dazu kommt, dass wir alle gemeinsam mit unglaublichen 30 km/s, also umgerechnet 108.000 km/h, durch das Weltall um die Sonne düsen. Doch niemand macht sich wirklich Sorgen, dass ohne Piloten und ohne Steuerung der Erde irgendetwas Schlimmes passieren könnte, wie z. B. der Zusammenstoß mit einem großen Meteor.

Zurück zu unserem einfacheren Thema: Fliegen mit dem Flugzeug. Oft beginnt die Skepsis schon beim Anblick eines riesigen Flugzeuges. Es ist schwer vorstellbar, wie sich dieser dicke Brummer in jeder Lage gefahrlos in der Luft halten soll. Dies vielleicht auch noch in 10.000 m Höhe. Dazu die enorme Geschwindigkeit, die so ein Düsenjet erreichen kann.

Nun, dass dies leicht möglich ist, verdanken wir unserem Leben auf der Erde. Im Gegensatz zu einem möglichen Leben auf dem Mond oder dem Aufenthaltsort vieler Meeresbewohner, verfügen wir über das erfrischende Element Luft.

Eigentlich machen wir uns um Luft keine Gedanken. Erst wenn wir einen Geruch wahrnehmen oder Sturm aufkommt, wird uns klar, dass uns etwas umgibt.

Suchen wir ein paar Beispiele, die uns bewusst machen, wie dicht unsere Luft ist. Bleiben wir beim Wind. Können wir einen Regenschirm bei Sturm noch gut festhalten, bekommen wir bei einem großen Sonnenschirm schon Mühe. Oft genug hören wir von Wirbelstürmen, die enorme Schäden anrichten können, dabei ist es »nur« stark bewegte Luft.

Ein Spielzeugdrache schwebt auch dann vergnügt in der Luft, wenn kein Sturm geht. Wir können nach seinem Start still stehen bleiben, und er wird auch bei wenig Wind weiter und höher schweben, je mehr Seil wir ihm geben. Wäre es windstill, müssten wir seinen Auftrieb durch Laufen herstellen.

Auch wenn wir die Hand beim Autofahren aus dem Fenster halten, spüren wir die Dichte der Luft. Ich kann sogar kleine Kippbewegungen der Handoberfläche machen, und siehe da, es hebt meine Hand oder drückt sie steil nach unten. Damit haben wir auch schon etwas über die Veränderung der »Handtragfläche« erfahren.

Ähnlich verhält es sich beim Flugzeug mit Start- und Landeklappen. Habe ich die Idealposition der Hand gefunden und bleibt die Geschwindigkeit gleich, dann kann meine Hand so lange konstant schweben, bis das Benzin im Auto zu Ende geht oder der Verkehr die gleiche Geschwindigkeit nicht mehr zulässt.

Wir sehen also, dass Luft ein recht dichtes, ja sogar ein ideales Medium ist, um den Luftverkehr, wie er uns heute bekannt ist, ermöglichen zu können. Sie ist dicht genug, dass ein Flugzeug in dieser Luft mit genügend Auftrieb schweben kann, aber doch nicht zu fest, wie z.B. Wasser, um nur langsam vorwärtszukommen. Um diesen Auftrieb zu bekommen, muss man mit dem Flugzeug nur eine gewisse Vorwärtsgeschwindigkeit herstellen. Beim Motorflugzeug wird mittels Propeller oder Düse die nötige Geschwindigkeit erzielt. Ganz egal ob ein gebastelter Papierflieger, ein Segel- oder Motorflugzeug, alle bekommen den Auftrieb durch ihre Geschwindigkeit und ihre Tragflächen. Sehen Sie sich einen Jumbo-Jet an oder ein Kleinflugzeug. Das Verhältnis der Größe Flugzeug zur Tragfläche bleibt gleich. Daher ist es egal, ob es sich um ein leichtes Kleinflugzeug oder einen schweren, vollbeladenen Jumbo-Jet handelt. Der einzige Unterschied liegt darin, dass ein leichtes Flugzeug seinen Auftrieb, der zum Fliegen notwendig ist, schon bei einer geringen Geschwindigkeit erreicht.

Vorweg sollten wir natürlich wissen, dass ein Flugzeug grundsätzlich nicht zu langsam fliegen darf, denn das würde zu wenig Auftrieb bedeuten, und es könnte sich nicht in der Luft halten. Andererseits darf es auch nicht zu schnell fliegen, denn sonst könnte es nicht mehr gut steuerbar sein. Hier sollten wir ein wenig technisch werden.

Durch die geformte Tragfläche wird die Luft an der Oberseite, die etwas nach oben gewölbt ist, beschleunigt und fließt schneller als unter der Tragfläche. Aus der Strömungslehre ergibt sich oben dadurch ein sogenannter Unterdruck, der den Flügel und damit das Flugzeug hebt. In der Kräfteverteilung ist es interessant zu wissen, dass tatsächlich zwei Drittel des Auftriebs auf der Flügeloberseite entstehen. Praktisch gesprochen, schweben wir zu etwa einem Drittel auf dem Luftpolster; die anderen zwei Drittel saugen das Flugzeug nach oben.

Beschäftigen wir uns mit einem Passagierflugzeug: Es erreicht im Flug Spitzengeschwindigkeiten bis ca. 900 km/h, ohne dass die Luft an der Tragflächenoberseite in den Überschall kommt. Im Langsamflug darf es aber nicht unter ca. 400 km/h fliegen. Allerdings wäre diese Geschwindigkeit zu hoch, um damit auf einer Piste starten oder landen zu können. Wenn wir daher vor dem Start und vor der Landung aus dem Fenster blicken, sehen wir, dass die Piloten die Tragflächen vergrößern können. Vorne und hinten lassen sich Auftriebshilfen, sogenannte Vorflügel, und hinten Landeklappen, ausfahren. Durch diese Auftriebshilfen vergrößert sich auch die Tragfläche. So kann man die Geschwindigkeit je nach Gewicht und Flugzeugtyp bis auf ca. 230 km/h absenken, ohne so langsam zu werden, dass sich das Flugzeug nicht mehr in der Luft halten kann. Dies ist eine komfortable Geschwindigkeit, um mit dem Flugzeug auch auf einer kürzeren Piste starten bzw. landen zu können.

Natürlich, werden Sie nun sagen, nimmt der Widerstand zu, wenn die Tragfläche so groß und wuchtig ist. Das ist vollkommen richtig und auch gewollt. Beim Start ist die Tragfläche deshalb kleiner als bei der Landung. Im Anflug dürfen nämlich die Triebwerke nicht im Leerlauf sein, da sie zum Hochfahren einige Sekunden benötigen würden. Sollten die Piloten durchstarten müssen, weil z. B. die Piste nicht rechtzeitig vom vorher gelandeten Flugzeug frei wurde, dann muss der Schub sofort verfügbar sein. Mehr dazu im Kapitel »Durchstarten«.

Im Reiseflug hingegen wollen die Piloten wenig Widerstand, da dieser den Treibstoffverbrauch enorm erhöhen würde. Auch könnten sie mit ausgefahrenen Start- und Landeklappen keine höheren Geschwindigkeiten fliegen, und bei ca. 350km/h wäre Schluss, da dort das Geschwindigkeitslimit der Auftriebshilfen erreicht ist und diese sich verbiegen könnten. Daher »verkleinern« die Piloten nach dem Start im Steigflug wieder die Tragfläche.

Und warum fliegen wir überhaupt so hoch? Aus genau demselben Grund. Die Luft wird mit zunehmender Höhe dünner, und damit verkleinert sich der Widerstand. Deshalb versuchen alle Jets in Höhen zwischen 10.000 und 12.000 m zu fliegen. Dazu kommt, dass in diesen Flughöhen der Wirkungsgrad der Düsentriebwerke ideal ist. Tiefer zu fliegen bedeutet mehr Widerstand und höheren Treibstoffverbrauch. Höher zu fliegen geht nicht, denn die Luft wird zu dünn. Die Geschwindigkeit eines normalen Verkehrsflugzeuges würde nicht ausreichen, um genügend Auftrieb zu erzeugen. Dazu fehlt auch genügend Schubkraft eines Passagierflugzeuges. Ausgenommen die Concorde – doch das war eine schon lange nicht mehr in Betrieb stehende Spezialmaschine, die Überschall fliegen konnte. In 18.000 m flog man zwar alleine, doch war der Treibstoffverbrauch mit 25.000 l/h enorm. Dagegen nimmt sich ein Airbus A330 direkt sparsam aus, er verbraucht etwa 5.500 l/h und kann durch seine Größe fast die dreifache Anzahl an Passagieren befördern, als die Concorde es konnte.

Nach diesem kleinen Abstecher an die Grenze der Troposphäre betrachten wir den Luftraum heutiger Verkehrsflugzeuge. Sollte dieser überfüllt sein, so müssen für einen Flug in einer tieferen Höhe extra Treibstoffreserven eingeplant werden. Meistens fliegen die Jets auch in einem Bereich zwischen 750 bis 800 km/h. Jede höhere Geschwindigkeit bedeutet mehr Widerstand, mehr Treibstoffverbrauch.

Nun zurück zum Anfang unseres Kapitels und zu Kerstin. Ihr Kapitän hatte die Möglichkeit, spritsparend etwas langsamer zu fliegen, entschloss sich aber, eine etwas höhere Reisefluggeschwindigkeit zu wählen, um die Verspätung aufzuholen. Aber selbst bei maximaler Reisefluggeschwindigkeit hat ein Verkehrsflugzeug noch genügend Spielraum, um nicht in einen kritischen Geschwindigkeitsbereich zu kommen. Es ist Piloten streng verboten, nahe an diesen Grenzwerten zu fliegen. Dazu kommt, dass je nach Flugzeugtyp die Automatik dies gar nicht zulässt. Ähnlich einem Sportwagen, der zwar theoretisch 400 km/h oder mehr erreichen könnte, aber bei einer tieferen Geschwindigkeit automatisch abregelt.

Zum Abschluss noch zu den verschiedenen Antrieben der Flugzeuge:

Egal ob Sie einen Hubschrauber mit großen Rotoren betrachten oder den Propeller eines Kleinflugzeuges. Auch das Innenleben eines Düsentriebwerkes oder eine Schiffsschraube arbeiten nach demselben Prinzip der vorher beschriebenen Druckverteilung. Sie alle sind ähnlich einem Tragflügel geformt und erzeugen damit Schubkraft. Das klingt kompliziert, ist es aber nicht: Denken Sie an einen Tischventilator, der mit seinen gebogenen »Flügeln« im Sommer herrliche Kühle verbreitet. Wäre er größer und vorne am Flugzeug montiert, dann stünde einem schönen Rundflug nichts mehr im Wege.

Ist Fliegen gefährlich, und was bedeutet Risikomanagement?

Warum werden im Flugzeug Filme wie Titanic gespielt und auf Kreuzfahrtschiffen Katastrophenfilme über Flugzeug-Entführungen und Abstürze? Ganz klar – jeder will nur auf die Sicherheit seines eigenen Fortbewegungsmittels hinweisen. Wie wir aus dem vorangegangenen Abschnitt erfahren haben, wird unser Flugzeug so sicher in der Luft gehalten wie ein Auto auf der Straße oder ein Schiff am Wasser. Natürlich gibt es noch eine kleine Erweiterung, denn in der Luft bewegen wir uns auch hinauf und hinunter und nicht nur rechts und links wie in den anderen Verkehrsmitteln. Die richtige Spur sicher halten zu müssen ist jedoch überall gleich. Fahre ich mit dem Auto von der Fahrbahn ab oder mit dem Schiff in ein Hindernis, kommt es zu genauso schwerwiegenden Folgen wie im Flugverkehr. Doch übersehen wir in diesem einfachen Vergleich etwas ganz Gravierendes. Im Straßenverkehr hat nur ein Mensch die Kontrolle über sein eigenes Fahrzeug. Allen anderen Verkehrsteilnehmern sind wir ausgeliefert. Wir verlassen uns darauf, dass die anderen Fahrer fit, nüchtern, fahrerfahren sind und sich an die Verkehrsregeln halten. Außerdem setzen wir voraus, dass sie mit technisch einwandfreien Fahrzeugen unterwegs sind. Eine Verkehrskontrolle wird nur in Bezug auf Regeln, Verkehrszeichen und automatisierten Ampelanlagen durchgeführt. Kein weiteres Überwachungs- oder Leitsystem mit Doppelkontrolle kann verhindern, dass ein entgegenkommendes Auto plötzlich die Spur wechselt und jemanden frontal rammen oder ihm hinten auffahren könnte.

Kann man sich auch immer verlassen, dass querende Kraftfahrzeuglenker bei einer roten Ampel oder einer Stoppstraße anhalten? Wie oft ist es Ihnen schon passiert, dass sich jemand nicht an Verkehrsregeln gehalten hat und nur Sie selbst durch Ihre schnelle Reaktion einen Unfall verhindert haben? Sie haben sicher auch schon gehört, dass Menschen wegen eines plötzlichen Herzinfarkts oder Schlaganfalls die Kontrolle über ihr Fahrzeug verloren haben.

All diese Gefährdungspotenziale, die von anderen Lenkern ausgehen können, liegen außerhalb unseres Einflussbereichs, und sie entziehen sich auch jeglicher Überprüfungsmöglichkeit. Und sind wir auch uns selbst gegenüber ehrlich. Hand aufs Herz – wer kontrolliert sein Auto vor jedem Losfahren? Funktionieren Licht und Blinker, sind die Reifen in Ordnung, hat jemand über Nacht daran manipuliert, oder ist die Luft wegen eines Nagels ausgegangen? Überprüfen wir gleich beim ersten Losfahren die Bremsen, ob nicht vielleicht ein Marder einen Bremsschlauch durchgebissen hat? Und sind wir selbstkritisch genug zu sagen, ich habe die letzte Nacht schlecht geschlafen, oder ich fühle mich nicht fit und gesund genug, um mit dem Auto zu fahren?

Sie sehen also, Fragen über Fragen. Aber fürchten oder sorgen wir uns im Straßenverkehr? Nein, eher nicht. Warum also beim Fliegen, wo doch gerade im Flugverkehr all diese vielen Faktoren ständig überprüft werden und die Statistik eindeutig zugunsten des Flugverkehrs ausfällt.

Beim Autofahren und auch in öffentlichen Verkehrsmitteln vermeinen wir, eingreifen oder zumindest vor der Gefahr flüchten zu können. Reisen wir mit dem Schiff, denken wir, ohnehin schwimmen zu können. Wobei jeder, der im kalten Atlantik bei 4 °C schwimmen müsste, dies nur einige Minuten überleben könnte – womit wir wieder beim tragischen Unfall der Titanic wären. Auch mit dem Zugfahren haben die meisten Menschen keine Probleme. Was soll schon passieren? Die Bahn fährt auf einem vorgegebenen Gleis, kann also gar nicht irgendwo abweichen. Und eine Notbremse gibt es auch. Sie bemerken wahrscheinlich schon die Irrationalität dieser Überlegungen.

Wenn Sie aber die Nachrichten genau verfolgen, kommen viele Berichte über Auto-, Bus-, Zug- und Schiffsunfälle vor. Passiert irgendwo auf der Welt ein größeres Unglück, wird ausführlich darüber berichtet. Subjektiv setzen sich nur diese Vorfälle in unserem Gedächtnis fest, die wir bewusst wahrnehmen wollen. Wir selektieren die Nachrichten ganz genau und realisieren bzw. addieren alle Unfälle jener Sorte, auf die wir unser Augenmerk gerichtet haben. Es entstehen Angst und eine verzerrte Wahrnehmung, die mit der Realität wenig zu tun hat. So kommt es meist zur Verdrängung oder zumindest Bagatellisierung aller Auto-, Zug-, Schiffs- und Seilbahnunglücke und Hervorhebung der wenigen Flugunfälle, wenn doch, subjektiv betrachtet, hauptsächlich Flugangst im Hintergrund liegt.

Dazu ein Beispiel, wie selektive Wahrnehmung funktioniert: Sie denken daran, ein neues Auto zu kaufen. Sie wissen genau die Type, vielleicht auch die Farbe. Plötzlich werden Sie im Straßenverkehr viele solcher Autos sehen, da Ihre Aufmerksamkeit auf diese Type und Farbe gerichtet ist. Sie bemerken, dass es eigentlich eine große Anzahl dieser Wagen gibt. Aber der Schein trügt, Sie sehen einfach die anderen nicht bewusst, da Sie diese nur noch peripher wahrnehmen.

Fliegen IST sicher

»Ja, eh« – werden Sie beim Lesen der Überschrift vielleicht denken. Nicht alle Menschen können durch Statistiken alleine beruhigt werden. Trotzdem lohnt es sich, den eigenen hinterhältigen Zweifeln ein Schnippchen zu schlagen und zur Bestätigung einschlägige und seriöse Informationen über die tatsächliche Sicherheit des Fliegens einzuholen.[4]

4 www.iata.org (Publikation – Safety Report)

Und so tragisch und traurig diese Tatsache auch ist, allein im kleinen Land Österreich starben in den vergangenen Jahren jährlich mehr Menschen an den Folgen eines Verkehrsunfalls, als im gesamten weltweiten Luftverkehr im Vergleichszeitraum ums Leben kamen.

Gerne möchte ich noch einige weitere Gedanken mitgeben. Obwohl die Luftfahrt, menschheitsgeschichtlich betrachtet, relativ jung ist, war ihre schnelle Entwicklung enorm. Von Propellermaschinen zu Düsenjets. Von einfachen Materialien zu High-Tech-Produkten.

In den Anfängen der Fliegerei standen vor allem technische Themen im Vordergrund. Triebwerke waren anfälliger, Materialien ermüdeten oft rasch. Man konnte mit älteren Propellermaschinen nicht so hoch steigen und musste teilweise die ganze Reise in den Wolken fliegen.

Tragflächen und Triebwerke konnten Eis ansetzen, wodurch es zu gravierenden Problemen in Bezug auf den Auftrieb kommen konnte. Es gab kein Wetterradar, und man konnte Hagel, Gewitter oder Starkregen nicht im Voraus erkennen. Die Navigation war noch sehr einfach, wodurch es manchmal zu folgenschweren Fehleinschätzungen der Piloten kam und manche Flüge in einem Berg endeten. Anflugsysteme waren rudimentär und schlechte Sicht oder Nebel ein wirkliches Problem.

Zudem kam es in den frühen Jahren des Flugverkehrs oft zu Selbstüberschätzungen der Piloten, und Risikobewusstsein war nur spärlich vorhanden. Viele Piloten kamen damals aus dem Militärbereich und wechselten in die Zivilluftfahrt. Die Erziehung, Ausbildung und der Umgang mit Kollegen war jedoch auf einen Kampfeinsatz ausgerichtet. Im allerletzten Notfall gab es auch noch Fallschirm und Schleudersitz – eine Ausrüstung, die man in Zivilflugzeugen vergeblich sucht.

All diese aufgezählten Eigenschaften sind im Linienverkehr heute nicht mehr erwünscht. Die Piloten müssen als Team arbeiten, Risiko bestmöglich ausschließen und streng nach Vorschriften handeln. Der verantwortungsvolle Beruf eines Linienpiloten hat mit freier Entscheidung und unbeschwertem Fliegen durch die Lüfte überhaupt nichts mehr zu tun. Auch wenn Reinhard Mey mit seinem Song »Über den Wolken« die grenzenlose Freiheit illusioniert, so existiert der Traumberuf des Piloten, verbunden mit der Vorstellung, sich ungehindert wie ein Vogel durch die Lüfte zu bewegen, im Passagierverkehr nicht. Viele junge Menschen, die sich für diese Laufbahn begeistern, könnten rasch auf den Boden der Realität zurückkehren. Raum für Spaß, Ausprobieren von Flugmanövern oder Annähern an aerodynamische Grenzen gibt es nicht. Fliegen bedeutet Verantwortung, Ausgeglichenheit, Hintanstellen persönlicher Interessen und exaktes und gewissenhaftes Arbeiten ohne Kompromisse. Was nicht bedeutet, dass es nicht trotzdem ein erstrebenswerter und erfüllender Beruf für jene sein kann, die die fachlichen Eignungen mitbringen.

Wenn Sie heutzutage fliegen, hat die technische wie auch menschliche Entwicklung vieles gravierend verändert. So wie auch im Autoverkehr. Erinnern Sie sich noch an Ihr erstes Auto? Je nachdem, welcher Altersklasse Sie angehören, gab es vielleicht noch keinen Sicherheitsgurt, keine Servolenkung, um schnell ausweichen zu können, keine Scheibenbremsen mit Bremskraftverstärker, und schon gar keine Helferlein, wie ABS, ESP, Spurhalteassistent, Notbremsassistent und wie sie alle heißen. Im Notfall haben Sie voll gebremst, die Räder blockierten, das Auto schleuderte, und es ging gerade noch mal gut – oder auch nicht.

Wie viele Leben haben Errungenschaften wie Sicherheitsgurt, Airbag, Antiblockiersystem schon gerettet, wie viele Unfälle wurden überhaupt vermieden? Bald wird auch autonomes Fahren keine Utopie mehr sein. Mit Strahltriebwerken ist es heute möglich, hoch über den Wolken zu fliegen. Die Tragflächen können im Flug beheizt werden, um sie vor Vereisung zu schützen, und das Wetter wird sowohl vom Boden als auch vom Cockpit aus mittels Wetterradar beobachtet, um Gewitter umfliegen zu können.

Nun war der Flugverkehr technisch seiner Zeit immer schon etwas voraus. ABS und Trägheitsnavigation gab es schon früher. Aber heute liegt die technische Zuverlässigkeit nahe bei 100 %. Sollte es trotzdem zu einem Ausfall oder Fehler kommen, so sind alle wichtigen Systeme im Flugzeug zumindest doppelt, wenn nicht sogar drei- oder vierfach vorhanden. Selbst mindestens zwei Piloten gibt es im Passagierverkehr, und bei sehr langen Flügen sogar drei oder vier.

Vor jedem einzelnen Flug wird von den Piloten eine genaue Flugvorbereitung durchgeführt. Sie holen sämtliche Wetterdaten ein, die auf der Flugstrecke von Bedeutung sein können, sehen sich neueste Satellitenbilder an und bekommen Informationen über Luftstraßen, Flughäfen, Pistenzustände und vieles mehr. Nach dem Briefing mit den Flugbegleitern überprüft ein Pilot die gesamte Technik am Flieger, während der andere einen Außenrundgang um das Flugzeug macht, um in einer erneuten Besichtigung festzustellen, dass es keine sichtbaren Beschädigungen gibt, die vielleicht nach der schon stattgefundenen Überprüfung durch einen Flugzeugtechniker aufgetreten sein könnten. Danach werden alle Startberechnungen durchgeführt, und erst nach einem ausgiebigen Notfallbriefing, das auf jedem Flughafen und jeder Startbahn angepasst werden muss, kann es losgehen.

Die Anforderungen, die heute an Piloten gestellt werden, haben sich ebenfalls stark verändert. Waren sie früher die einsamen Kämpfer, die im Schweiße ihres Angesichts ein Flugzeug bei widrigen Umständen ans Ziel brachten, so benötigen sie heute viel mehr Fähigkeiten. Die früheren Kraftanstrengungen werden von Hydraulik- und elektrischen

Systemen abgenommen. Als Piloten braucht es teamfähige, aufmerksame und risikobewusste Personen, die stressresistent und sich der Verantwortung bewusst sind, alle Passagiere sicher ans Ziel zu bringen.

Dutzende Fluglotsen schalten sozusagen die Ampeln auf grün, damit die Piloten sicher starten, landen und durch den Luftraum navigieren können. So wird kein Flugzeug allein gelassen und steht unter permanenter Kontrolle durch die Flugüberwachung. Ständige Funkverbindung ist unumgänglich, sodass die Sicherheit im Luftraum gewährleistet ist.

Kommen wir nun, nachdem wir einiges über Flugzeug, Piloten und Fluglotsen gehört haben, zu allem, was diese Gruppe umgibt. Alle verfügen über ein sich teilweise überschneidendes »Safety Management System«.

Beginnen wir bei der Fluglinie, die Flugzeug und Piloten zur Verfügung stellt. Jede Fluglinie muss ein solches SMS etablieren. Sie haben sicher auch schon von *Risk Management* und ähnlichen Ausdrücken und Abkürzungen gehört. Aber kann sich jeder etwas darunter vorstellen?

»Papa, kann ich dein Auto haben, ich muss zu einem Fest auswärts hinfahren?« Wenn Sie nach diesem Satz zum Autoschlüssel greifen und diesen Ihrem Sohn mit den Worten »Viel Spaß, wann sehe ich dich und den Wagen wieder?« zuwerfen, dann haben Sie wahrscheinlich persönlich ein perfektes Safety-Management-System aufgebaut. Suchen Sie aber verkrampft nach einer Ausrede oder beginnen jetzt erst zu überlegen, was alles passieren könnte, dann ist es Zeit, über ein solches nachzudenken. Mehr dazu noch später.

Nun, Safety-Management gab es schon immer, und jeder von uns betreibt es eigentlich täglich. Wir schätzen ein Risiko ein und handeln – meistens intuitiv. Zum Beispiel beim Überholen eines Fahrzeuges im Autoverkehr. Wir schätzen die Sicht, die Geschwindigkeit, den Gegenverkehr und die Erfahrungswerte der Beschleunigung und eventuellen Verzögerung unseres Fahrzeuges ein und überholen – oder auch nicht. Unbewusst läuft also ein ganzer Prozess in unserem Kopf ab. Professionelles Safety-Management ist jedoch ein ganz bewusster Prozess, der die Bewertung von Risiken analysiert.

Ich gebe Ihnen folgendes Beispiel aus dem täglichen Leben:

Sie füllen zu Hause Ihre Waschmaschine und möchten weggehen, während sie wäscht. Wenn Sie eine vorherige Risikoeinschätzung machen, haben Sie mehrere Möglichkeiten:

- Sie geben die Wäsche in die Maschine und gehen fort – höchstmögliches Risiko.
- Sie verzichten darauf, fortzugehen, während sie wäscht – geringeres Risiko.
- Sie setzen sich vor die Waschmaschine und beobachten sie so lange, bis die Wäsche fertig ist – geringes Risiko.
- Sie bitten Ihre Nachbarin aufzupassen, dass Sie beim Beobachten des Waschvorganges nicht einschlafen – minimalstes Risiko.

Wenn Sie also ein Risiko managen wollen, dann ist das ganz einfach. Nehmen Sie sich ein Blatt Papier zur Hand, notieren Sie die Fakten und bewerten Sie diese:

Was könnte alles passieren?

- Die Waschmaschine kann rinnen (Maschine selbst sowie Zu- und Abläufe).
- Sie kann verschmoren oder Feuer fangen.
- Oder ganz harmlos – nicht zu Ende waschen.

Nun betrachten wir die Risikofaktoren:

Wie alt ist die Waschmaschine, welche Reparaturen wurden bereits gemacht, wann haben Sie zum letzten Mal die Türmanschette gewechselt, wie sieht der gesamte Zustand der Schläuche aus? Ist die elektrische Leitung in Ordnung, ist diese richtig dimensioniert und funktionieren Stecker, Sicherung und Fehlerstromschutzschalter?

Nach Einschätzung dieser Faktoren folgt die Überlegung, was man in zusätzliche Sicherheit investieren könnte. Auch hier bieten sich mehrere Möglichkeiten:

Ein neuer Zulauf mit Aquastopp. Ein doppelwandiger Ablaufschlauch. Ein Wassersensor am Boden, der ein Magnetventil ansteuert und die Wasserzufuhr stoppen kann. Ein Rauchmelder mit Sprinkleranlage. Ein eigener Stromkreis, den man einziehen lassen könnte, und noch einiges mehr.

Sie sehen, dass man aus einer einfachen Sache eine komplizierte Aufgabe machen kann. Jedenfalls ist irgendwann der Punkt erreicht, ab dem die Investition in Safety einfach zu teuer wird. Eine Sprinkleranlage schafft zwar vielleicht ein paar Prozentpunkte mehr Sicherheit, ist aber im finanziellen Vergleich mit einer neuen Waschmaschine, die alle Sicherheitsventile eingebaut hat, einfach zu teuer.

Genau diesen Punkt muss ein Safety- oder Risiko-Manager erkennen können.

Nun zurück zu unserem Beispiel in der Einleitung, als sich der Sohn das Auto ausborgen will.

Was haben Sie bisher in Ihr Safety-Management investiert?

Das wird passive Sicherheit sein: Ihr Wagen ist relativ neu, alle Serviceintervalle wurden eingehalten, es gibt ABS, ESP, Airbags, gute Bereifung, gute Bremsen, nachgefüllte Scheibenwaschflüssigkeit, überprüfte Beleuchtung usw.

Und es wird auch aktive Sicherheit sein: Sie haben mit Ihrem Sohn selbst die Fahrstunden gemacht und ihm Ihre wichtigsten Grundsätze über Geschwindigkeit, Fahrverhalten, Straßenzustand und anderes mehr vermittelt. Er hat zusätzlich ein Fahrsicherheitstraining gemacht, Sie haben eine gute Vertrauensbasis, er ist aufgeklärt über Alkohol, Übermüdung und Fahrverhalten in der Gruppe.

Ihr Safety-Management war also perfekt. Trotzdem bleibt ein Restrisiko, außer Sie sagen nein und sperren das Auto in die Garage. Aber auch in diesem Fall müssten Sie Safety managen – denn fährt Ihr Sohn nun mit jemand anderem mit, den Sie nicht kennen, dann sollten Sie auch hier aktiv werden und eine Bewertung durchführen. Die könnte dazu führen, dass Ihr Sohn zu Hause bleiben muss. Damit haben Sie zwar das Risiko des Autofahrens und Fortgehens gemanagt, aber die Bewertung und Abwägung des Familienfriedens über das Wochenende wird nicht lange auf sich warten lassen. Sie sehen also, es ist nicht ganz einfach, den Autoschlüssel herzugeben oder auch nicht.

Im Flugverkehr ist es ganz ähnlich, nur wird hier genauestens strukturiert und dokumentiert vorgegangen. Es gibt einerseits eindeutige Vorschriften, die den Fluggesellschaften gesetzlich auferlegt sind, aber das Risiko ist nur dann fast null, wenn die Flugzeuge in den Hangar gestellt werden und dieser abgesperrt wird. Fast null deswegen, denn die Flugzeuge könnten immer noch Schaden nehmen durch Feuer, Blitz, Sturm, Hochwasser, Meteoreinschlag, Vulkanausbruch und vieles mehr.

Das Beispiel zeigt die Unmöglichkeit des Ausschlusses eines immer existierenden minimalen Restrisikos in jedem Bereich unseres Lebens. Dieses einzuschätzen ist die Aufgabe eines gut organisierten Safety-Management-Systems in jeder Fluglinie.

Wenn eine Airline für eine Konzession ansucht, so wird seitens der Behörde einerseits das Luftfahrzeug überprüft und andererseits die entsprechenden Unterlagen sowie Verfahren. Wenn diese Prozesse abgeschlossen sind, wird ein Audit vor

Ort durchgeführt und im Regelfall – nach Überprüfung der finanziellen Leistungsfähigkeit – eine Betriebsbewilligung ausgestellt. Dazu kommt, dass alle Piloten die entsprechenden Anforderungen erfüllen müssen und die dafür gültigen Lizenzen besitzen. Danach erfolgt bei der Behörde eine erste Risikoeinstufung.

Ist es ein neues Unternehmen, das mit »neuen« Managern und Piloten die Fluglinie gründet? Werden Flugzeuge betrieben, die aufgrund ihres Alters schon verkürzte Wartungsintervalle benötigen? Werden schwierig anzufliegende Flugplätze angeflogen? Und einiges mehr. All dies würde dazu führen, dieses Flugunternehmen anfangs auf die höchste Risikostufe zu setzen (bei 1–5 würden wir 5 annehmen). Somit würde diese neue Fluglinie seitens der Behörde in periodisch kürzeren Intervallen überprüft werden. Dazu kämen Kontrollen, Inspektionsflüge und Überwachung von Simulator-Prüfungen der Piloten. Je nachdem, wie gut sich dann diese Airline entwickelt, können Überprüfungsintervalle und Risikostufe angepasst werden.

Sie sehen also, dass hinter den Kulissen sehr viel getan wird, um die Sicherheit des Flugverkehrs aufrechtzuerhalten.

Und auch die Piloten selbst führen vor jedem einzelnen Anflug und bei jeder auftretenden Abnormalität eine Risikoanalyse durch, die nach Checklisten genau strukturiert ist. Durch diese Checklisten-Arbeit, die selbst nach vielen Erfahrungsjahren von Piloten immer wieder und stets mit Checkliste durchgeführt werden muss, werden Fehler bestmöglich vermieden.

Fazit: Es gibt so gut wie kein Gebiet, bei dem nicht jeder Bereich und jedes System rundum so gut abgesichert sind wie im Flugverkehr.

Apropos Restrisiko. Unser Alltag birgt zu jeder Tages- und Nachtzeit ein solches in sich. Man könnte morgens im Bad ausrutschen und so unglücklich mit dem Kopf aufprallen, dass man stirbt. Man könnte auch im Stiegenhaus stürzen oder auf dem Gehsteig von einem Scooter gerammt werden. Auch ein Gesims könnte sich lösen und einen Fußgänger fatal treffen, oder ein Autofahrer könnte von der Straße abkommen und jemanden überfahren oder oder oder.

Sie sehen also, hier sind der Fantasie keine Grenzen gesetzt. Aber machen wir uns darüber Gedanken? Eher nein – und das ist gut so. Sonst müssten wir vor jedem neuen Tag Sorge haben.

Genauso sollten Sie es mit dem Fliegen halten. Ja, ein winzig kleines Restrisiko besteht, in einen Unfall verwickelt zu werden, aber es ist so extrem gering, dass es sich nicht lohnt, darüber nachzudenken oder sich Sorgen zu machen. Dazu kommt, dass nicht jeder Flugunfall zwingend zu Todesopfern führt. Oftmals verlaufen diese auch glimpflich. Deshalb sei hier nochmals betont: Fliegen bedeutet, eine der sichersten Fortbewegungsarten gewählt zu haben, und Sie können Ihren Aufenthalt in der Luft mit viel erfreulicheren Gedanken als jenen über Sicherheit verbringen. Daher memorieren Sie bitte den Satz: »Fliegen ist sicher!«

Die Kurve nach dem Start – »Hilfe, kippen wir um?«

Piloten starten mit ihren Flugzeugen immer gegen den Wind. Warum eigentlich, und was hat dies mit einer Kurve zu tun?

Im Abschnitt »Warum fliegt das Flugzeug?« haben wir gesehen, dass es eine gewisse Geschwindigkeit braucht, um Auftrieb zu erzeugen und in der Luft zu schweben. Diese Geschwindigkeit ist in der umgebenden Luft immer gleich hoch. Betrachten wir ein Flugzeug aber vom Boden aus, so fliegt es mit Rückenwind schneller und entsprechend langsamer bei Gegenwind. Dies ist leicht verständlich, da es durch die Luftmasse, in der es sich bewegt, eben schneller angeschoben oder abgebremst wird. Die Fluggeschwindigkeit in der Umgebungsluft ist stets gleich. Jedoch ist über der Erdoberfläche die sogenannte Geschwindigkeit über Grund höher oder geringer.

Nehmen wir als Beispiel einen Flug von Wien nach Frankfurt. Die reine Flugzeit in ruhiger Luft wäre eine Stunde. Angenommen, es gäbe eine starke Westwindströmung mit 200 km/h. Das Flugzeug fliegt mit seiner eigenen Geschwindigkeit von 800 km/h. Über dem Erdboden Richtung Frankfurt legt es aber nur 600 km/h zurück, da es durch den Gegenwind gebremst wird. Am Heimflug beträgt die Geschwindigkeit über Grund aber 1000 km/h. An- und Abflug nicht gerechnet, würde man am Hinflug 1h 20min fliegen, doch der Rückflug dauerte nur 48 Minuten. Bei einer Strecke von 6.800 km Wien–New York würden wir somit 11h 20min nach Amerika fliegen, wären aber in 6h 48min wieder in Österreich.

Man kann das anschaulich sehen, wenn eine Stiege neben einer Rolltreppe verläuft. Nehmen Sie einen Freund zur Seite, einer geht über die Stiege, der andere benutzt die Rolltreppe. Gehen Sie auf der Rolltreppe auch hinauf, sind Sie viel schneller als Ihr Freund – das entspricht dem Rückenwind in der Luft. Hinunter hätten Sie dann auf der Rolltreppe »Gegenwind« und würden länger brauchen als über die Stiege. Vielleicht haben Sie das als Kind einmal probiert und wissen, wie schnell Sie Ihre Füße bewegen müssen, um gegen die Rolltreppe nach unten zu kommen.

Herausfordernd sind Stürme für Kleinflugzeuge. Eine Cessna 150 hat eine Landegeschwindigkeit von ca. 110 km/h. Ein Herbststurm von 100 km/h würde bedeuten, dass sich das Flugzeug mit nur 10 km/h der Piste nähert oder sogar bei stärkerem Sturm den Flugplatz nie erreichen würde. Daher gibt es gewisse Wetterlagen, bei denen Kleinflugzeuge am Boden bleiben müssen.

Zum Starten und Landen müssen die Piloten aber immer die geringste Strecke über Grund zurücklegen, da die Start- und Landebahn nicht unendlich lang ist. Bei zu starkem Rückenwind könnte das Flugzeug so stark angeschoben werden, dass die Länge der Startbahn nicht ausreicht, um die nötige Abhebegeschwindigkeit in der strömenden Luft vor dem Pistenende zu erreichen. Dasselbe gilt für das Abbremsen des Fliegers nach der Landung. Also starten und landen Flugzeuge immer gegen den Wind.

Was aber sollen sie tun, wenn das Flugziel in der entgegengesetzten Richtung liegt? Sie fliegen deshalb oft schon im Steigflug kurz nach dem Start eine starke Kurve, um dorthin zu steuern, wohin sie möchten.

Auch aus Lärmschutzgründen gibt es vorgeschriebene Flugstrecken, die mit vielen Kurven gleich nach dem Abheben verbunden sein können, um flughafennahe Ortschaften nicht zu überfliegen. Piloten fliegen also nicht zum Spaß und aus Flugfreude aneinandergereihte Links- und Rechtskurven, sondern sie müssen es gelegentlich tun, da es Vorschrift ist. Diese Kurven können – vor allem wenn man als Passagier am entsprechenden Fenster sitzt – recht spektakulär und steil wirken, sind aber für das Flugzeug harmlos. Sie dürfen auch nie einen bestimmten Neigungswinkel zwischen 20–30 Grad überschreiten. Dazu muss man auch wissen, dass ein Flugzeug ohne diese Neigung, die man als Querlage bezeichnet, keine Kurve fliegen kann.

Denken Sie an Radfahren. Auch dabei kommen Sie nicht um die Kurve, wenn Sie sich nicht hineinlegen. Spektakulär zum Zusehen sind manchmal Motorradrennen, bei denen die Fahrer zeitweise so in der Kurve liegen, dass sie mit dem Knie am Boden ankommen. Es wäre vom Gefühl auch unangenehm, wenn sich das Flugzeug so wie ein Auto nicht neigen könnte, sondern nur aufrecht im rechten Winkel die Kurven nehmen und uns dadurch seitlich aus dem Sitz drücken würde. Daher ist das beste Mittel, sich, im Flugzeug sitzend, nicht gegen das Neigen zu wehren, sondern das normale Manöver zu verstehen und ganz entspannt sitzen zu bleiben.

Fliegen im Dunkeln

Wie soll der Pilot den Weg finden, wenn er nichts sehen kann?

Piloten fliegen sowohl bei guter Sicht als auch in der Nacht immer nach Instrumenten. Deshalb sind Piloten auch niemals im »Blindflug« unterwegs, sondern im für sie üblichen »Instrumentenflug«. Es macht für sie keinen Unterschied, ob sie sich bei strahlendem Sonnenschein, vielen Wolken, umgeben vom Sternenhimmel oder bei Nebel fortbewegen. Für Start und Landung ist die Piste gut beleuchtet, und auch das Flugzeug besitzt wie ein Auto Scheinwerfer, um die Piste auszuleuchten. Zusätzlich haben die Piloten Displays, die exakt anzeigen, ob sie sich z. B. in der Mitte der Piste befinden oder nicht, falls sie das aufgrund dichten Nebels nicht sehen könnten. Sie orientieren sich an den vielen Fluginstrumenten im Cockpit, die für den Laien oft verwirrend aussehen. Die Piloten sehen dadurch nicht nur jeden technischen Zustand des Flugzeugs, sondern auch sämtliche Informationen, wie Flughöhe, Geschwindigkeit, Lage im Raum, andere Flugzeuge im Umkreis, Gewitterwolken und noch vieles mehr.

Auch die heutige Navigation ist vielfältig und mehrmals abgesichert. So wissen die Piloten immer fast auf den Meter genau, wo sie sich befinden. Bei dichtestem Nebel, wenn die Sicht praktisch gegen null geht, besteht für moderne Flugzeuge auf den Großflughäfen auch die Möglichkeit einer »automatischen Landung«. Dazu werden Piloten zusätzlich geschult, und sie können allein durch stetige und ganz genaue Überwachung der Fluginstrumente eine Landung durchführen, wenn die Sicht praktisch null ist. Bei diesen Wetterlagen würde wahrscheinlich niemand mehr mit dem Auto fahren, oder nur im Schritttempo, da die Sicht nicht ausreichend wäre. Durch automatische Landesysteme ist dies vielen Flugzeugen jedoch möglich, wobei dabei viele weitere Sicherheitsvorgaben zu erfüllen sind. Dazu zählen kein oder ganz geringer Seitenwind, kein Schnee oder Eis auf der Landebahn, kein anderes Flugzeug in der Nähe, um den Leitstrahl nicht abzulenken, und vieles mehr. Aus diesem Grund müssen für solche Fälle auch die Abstände zwischen den landenden und startenden Flugzeugen vergrößert werden. An Tagen mit dichtem Nebel führt dies dann zu Wartezeiten am Boden oder Verspätungen, die jedoch nur all diesen Sicherheitsvorschriften geschuldet sind. Die meist nicht gewünschte Alternative wären somit viele Flugstreichungen, und der Flugverkehr könnte an nebeligen Tagen zum Erliegen kommen.

Fliegen im Dunkeln ist also genau dasselbe wie Fliegen in Wolken. Die Piloten sehen auf einer Anzeige, die sich »künstlicher Horizont« nennt, die aktuelle Lage des Flugzeugs im Raum, und wie sie sich eventuell verändert. Ein nach Sicht navigierender Pilot könnte ohne dieses Gerät niemals in Wolken fliegen. In der Nacht, außerhalb von Wolken, hätte er bei guter Sicht noch Anhaltspunkte, die er zur Einschätzung seiner Lage im Raum benötigt. In den Wolken allerdings fehlen alle sichtbaren Hilfen. Wenn sich ein Pilot nur auf seine Lageeinschätzung des Gleichgewichtssinns verlassen müsste, dann könnte es sein, dass er in einem Spiralflug aus der Wolke »fällt«, weil sein Innenohr das immer noch als Geradeausflug spüren könnte. Man sieht daher auch keinen Segelflieger, der in eine Wolke einfliegt, und auch keine

Vögel. Auch sie fliegen nach Sicht, und daher nicht in den Wolken oder im dichten Nebel. Vielleicht haben Sie schon einmal den Ausspruch gehört: »Der Nebel war so dicht, dass sogar die Vögel zu Fuß gehen mussten.« Einige Arten von Zugvögeln, die die Nähe von Wolken für ihren Auftrieb nutzen, sind da ausgenommen, aber generell versuchen auch sie, nicht versehentlich in diese einzufliegen oder schnell wieder herauszukommen.

Triebwerksausfall – was nun?

Stürzt ein Flugzeug beim Ausfall eines oder gar aller Triebwerke ab?

Gleich vorweg – nein, das tut es nicht. In diesem äußerst selten vorkommenden Fall kann ein Flugzeug mit dem(n) intakten Triebwerk(en) problemlos fliegen, ja sogar ab einer gewissen Geschwindigkeit auf der Piste den Start fortsetzen. Piloten berechnen für jeden einzelnen Start eine sogenannte Entscheidungsgeschwindigkeit. Diese ist abhängig vom Flugzeuggewicht, dem Wind, Luftdruck, Länge der Startbahn und vielem mehr. Diese Entscheidungsgeschwindigkeit wird in das Flugsystem eingegeben und beim Startvorgang von dem Piloten, der für den Flug der »assistierende Pilot« ist, ausgerufen. »V1« (= Geschwindigkeit 1) ruft er dann laut aus.[5] Beide Piloten wissen somit, dass bei einem Triebwerksausfall der Start nicht mehr abgebrochen wird. Nach Erreichen dieser Geschwindigkeit würde nämlich die Länge der Startbahn nicht mehr ausreichen, um das Flugzeug auf der Startbahn abzubremsen, und somit wäre ein Überrollen der Piste die Konsequenz. Fiele ein Triebwerk aber schon vor Er-

5 V = Velocity, aus dem Englischen

reichen dieser »V1« aus, dann würden die Piloten den Start abbrechen und auf der Piste stehenbleiben. Andernfalls würde die verbleibende Schubleistung nicht ausreichen, um das Flugzeug so zu beschleunigen, dass es vor dem Pistenende die Mindestgeschwindigkeit zum Abheben erreichen würde.

Wir sehen also, dass der Start – so wie auch alle anderen Flugphasen – genau geplant werden muss. Beim Ausfall einer Turbine nach »V1« fliegen die Piloten eine für jeden Flughafen und für jede einzelne Pistenrichtung genau vorgegebene Route, um entweder auf demselben Flughafen zu landen oder auf einem nahe gelegenen, der vielleicht eine längere Landebahn hat.

Was passiert aber, wenn alle Triebwerke ausfallen? Für diesen extrem unwahrscheinlichen Fall des Ausfalls aller Turbinen könnte die Maschine noch einige Zeit im Segelflug zurücklegen, und die Piloten würden in dieser Zeit einen Ausweichflughafen, der durchaus auch klein sein könnte, suchen. Selbst eine Landung auf einem freien Feld oder auf dem Wasser wäre möglich. Das Flugzeug würde zwar Schaden nehmen, aber die Wahrscheinlichkeit, nur leicht oder gar nicht verletzt zu werden, wäre bei einer geplanten Notlandung sehr hoch. Dafür gibt es einige wenige Beispiele seit Beginn der Fliegerei. Die Wahrscheinlichkeit, dass man als Passagier so einen Notfall erleben könnte, tendiert jedenfalls gegen null.

Wie weit könnten wir mit einem schweren Düsenjet eigentlich segeln?

Sehr weit! Dazu wieder ein kleines Beispiel: Sie basteln einen Papierflieger oder bitten das Kind Ihrer Freunde, das für Sie zu tun. Mit Schwung werfen Sie diesen in die Luft. Wenn er sehr genau gefaltet wurde, dann wird er wahrscheinlich ziemlich geradeaus fliegen und schön segeln. Wie weit ist er geflogen? 4 m, 5 m oder gar 6 m? Berechnen wir die Gleitzahl. Abflug war, als Sie Ihren Arm ausgestreckt hatten, bei ca. 1,5 m über dem Boden. Nehmen wir an, das Papierflugzeug hat 6 m geschafft, dann haben Sie eine Gleitzahl von 1:4 erzielt. 4 x 1,5 m sind 6 m.

Nun schätzen Sie bitte, wie weit ein Airbus, der in 11.000 m Flughöhe über Linz fliegt, segeln kann? Gute 180 km, also mindestens 1:16, und damit segelt er um ein Vielfaches besser als unser Bastelflugzeug. Piloten würden in diesem Beispiel natürlich Linz als Flughafen wählen und nicht nach Wien segeln. Sie würden je nach Flugzeuggewicht ungefähr 20 Minuten Segelflug benötigen, um zu landen. So lange dauert es nämlich, bis die Flughöhe abgebaut und der Erdboden erreicht ist. Man könnte den Boden zwar im Sturzflug schneller erreichen, aber unter 10 Minuten schafft es kein Flugzeug. Denn wir wissen bereits, dass ein Flugzeug Tragflächen hat und eine gewisse Geschwindigkeit nicht überschreiten darf oder kann. Daher braucht es diese Zeit. Denn ein Flugzeug segelt und fällt nicht wie ein Stein zu Boden, der nur 47 Sekunden dafür benötigt. Übrigens wird bei jedem Linienflug der größte Teil des Sinkflugs Richtung Flughafen trotz funktionierender Triebwerke »gesegelt«. Das bedeutet, die Triebwerke sind im Leerlauf, und die Höhenenergie wird in Geschwindigkeit umgesetzt. Sie bemerken das als Passagier, wenn das Flugzeug die Reiseflughöhe verlässt. Man verspürt eine kleine Änderung in der Fluglage. Die Nase des Fliegers geht leicht nach unten, der Schub wird verringert, und es wird leiser. Wenn es dann ganz ruhig wird, laufen die Triebwerke im Leerlauf, und das Flugzeug segelt.

Erst im Endanflug wird wieder Schub benötigt, um den vorgeschriebenen Gleitwinkel zur Landung einzuhalten und um eventuell schnell beschleunigen zu können, sollten die Piloten durchstarten müssen.

Um zum Schluss nochmals zur Anfangsfrage zurückzukehren: Obwohl ein Triebwerksausfall äußerst selten vorkommt und selbst die meisten Linienpiloten auch nach jahrzehntelanger täglicher Fliegerei niemals einen erlebt haben, wäre es auch im Falle dieses technischen Problems gut möglich, das Flugzeug sicher zu landen.

Das große Schreckgespenst – Was tun bei Turbulenzen?

»Wissen Sie, dann sind wir in ein Luftloch gefallen, und ich dachte, jetzt ist alles aus«, erzählte mir Hannes.

Hannes, ein Immobilienmakler, war zu mir gekommen, da er gehört hatte, dass ich nicht nur psychologische Hilfe geben, sondern, unterstützt durch meinen Mann, auch speziell technisches Hintergrundwissen vermitteln könnte. Sein Problem hatte auf dem Heimflug aus der Dominikanischen Republik begonnen. Gut gelaunt, hatten er und seine Partnerin das zweistrahlige Flugzeug betreten. Die Sonne stand schon etwas tief, und der Abflug war für die nächsten 30 Minuten vorgesehen. »Vielleicht sehen wir noch den Sonnenuntergang«, sagte seine Freundin. »Ja, vielleicht«, entgegnete er, obwohl er sich lieber in eine heimische Tageszeitung vertieft hätte, die er endlich wieder einmal in der Hand halten konnte. Den Sonnenuntergang hatte er im vergangenen Urlaub ohnehin schon oft betrachtet.

Da die Passagiere aufgrund einer Luftraumüberlastung noch bis zum Abflug warten mussten, gab es einen Begrüßungscocktail seitens der Airline. Danach wurden die Triebwerke gestartet, und langsam bewegte sich der Riesenvogel Richtung Startbahn.

»Die Triebwerke heulten auf, und langsam beschleunigte unser Flieger, bis er abzuheben begann. Bald drehten wir in eine andere Richtung, und die Dämmerung brach herein. Ganz hinten konnte meine Freundin noch einmal den Sonnenuntergang sehen. Nachdem sie mich lautstark darauf aufmerksam gemacht hatte, drehten sich noch viele Köpfe danach um. Nach etwa drei Flugstunden, es war mittlerweile draußen schon ganz dunkel, wurde das Licht in der Kabine abgedreht. Mir selbst fielen bald die Augen zu, und ich schlief ein. Ich dürfte gerade etwas geträumt haben, als es mich im Sitz hochhob. Gott sei Dank war ich angeschnallt. Aber ich wäre auch durch das Geschrei meiner Mitflieger aufgewacht. Es war schrecklich. Wir wurden hin und her gebeutelt. Abwechselnd ging es hinauf und dann wieder hinunter. Bis wir in ein Luftloch fielen, dass es mir den Magen hochhob. Wir sind richtig abgesackt, und ich dachte, jetzt stürzen wir ab. Der Kapitän sagte etwas von Gewitterwolken und Turbulenzen, ich konnte aber seinen Ausführungen gar nicht folgen. Nach einer Stunde war der Spuk dann vorbei, und der Rest des Fluges verlief eigentlich ruhig. Aber ich war schweißgebadet. An Schlaf war nicht mehr zu denken. Ich saß angespannt in meinem Sitz, umklammerte mit meinen Fingern die Sitzlehnen, und es war mir peinlich, dass mich meine Mitreisenden so sahen. Meine Freundin hatte mich nie zuvor so ängstlich und erbärmlich erlebt. Das hat auch in unserer Beziehung einige Spannungen verursacht, da ich eigentlich sonst eher der ›Coole‹ bin. Einige Monate später unternahmen wir noch einmal eine Städtereise nach Hamburg. Der Flug war nicht lang, und es war auch nicht turbulent, aber ich saß am Hin- und Rückflug komplett verkrampft und schweißüberströmt in meinem Sitz. Ich möchte nicht mehr fliegen, und dachte sogar schon daran, die Beziehung zu beenden, weil sich meine Freundin darüber lustig macht.«

Kaum eine Begleiterscheinung des Fliegens löst so viel Unsicherheit, Angst und Schrecken aus wie Turbulenzen. Deshalb ist es wichtig, sich damit näher zu beschäftigen. Außer man kümmert sich absolut nicht ums Wackeln beim Fliegen, lässt es geschehen und nützt es vielleicht sogar als angenehme Einschlafhilfe, so wie es auch Babys lieben, wenn sie in den Schlaf geschaukelt werden.

Der wichtigste Baustein in der Informationsrecherche ist die Tatsache, dass Luft ein oftmals bewegtes Element ist – ähnlich dem Wasser. Dementsprechend kommt es durch Strömungen, Windfelder, Veränderungen der Windrichtung und anderem zum mehr oder weniger spürbaren »Wackeln«. Das ist für das Flugzeug jedoch vollkommen harmlos. Der Flieger ist dafür gebaut und könnte durch die Elastizität der Tragflächen weitaus stärkere Belastungen leicht vertragen. Die Luft ist das Element der Vögel und auch der Flugzeuge. Sie sind damit vertraut und bewegen sich darin, so wie wir Menschen uns auf festem Boden wohlfühlen. Würde ein Vogel, der es gewöhnt ist, zu fliegen, einige Stunden nur auf dem Boden spazieren gehen, so hätte er dabei wahrscheinlich auch ein weniger sicheres Gefühl als in der Luft. Ganz abgesehen davon wäre für ihn auch das Risiko, von einer Katze erwischt zu werden, bedeutend höher als für uns Menschen, mit einem Flugzeug abzustürzen. Wir können daher dem Flugzeug den Umgang mit sogar starken Turbulenzen – wofür es ja konstruiert wurde – zutrauen.

Die meisten Flüge verlaufen eher ruhig, doch bei anderen kann es manchmal kürzer und manchmal länger turbulent sein. Es ist wichtig, sich darauf einzustellen und nicht ängstlich zu hoffen, einen ruhigen Flug zu erwischen. Es geht immer um die Gewissheit, dass dies für das Flugzeug normal ist. Für uns Passagiere ist es ähnlich wie eine vielleicht längere Autofahrt auf einer unbefestigten, holprigen Straße. Auf Dauer nicht sonderlich angenehm, jedoch nur in Bezug auf das Wohlbefinden. Die Sicherheit wird davon nicht beeinträchtigt. Das einzige Risiko besteht darin, dass Passagiere, die stehen oder nicht angeschnallt sind, durch Straucheln oder Anstoßen verletzt werden könnten. Auch herunterfallende Gegenstände aus den Gepäckfächern wären eine potenzielle Gefahrenquelle. Das ist auch der Grund, weshalb es die Empfehlung gibt, während des gesamten Fluges nach Möglichkeit angeschnallt zu bleiben. Zudem sollten die Gepäckfächer immer geschlossen sein.

Vergessen Sie in diesem Zusammenhang auch den weit verbreiteten, aber falschen Begriff von »Luftlöchern«. Die gibt es nämlich gar nicht. Luft ist, wie wir schon erfahren haben, eine dichte Materie. Sie ist in der gesamten Atmosphäre verteilt, und so wie es im Wasser keine Löcher gibt, verhält es sich auch in der Luft. Das Flugzeug macht lediglich die Bewegungen der fließenden Luft mit. Stellen Sie sich vor, Sie liegen auf einer Luftmatratze. Ruhig und entspannt schweben Sie an einem schönen Sommertag auf dem Wasser eines kleinen Sees. Es ist windstill, die Sonne scheint, und gelegentlich durchziehende Wolken lassen diese als nicht zu heiß wirken. Wahrscheinlich könnten Sie sogar einnicken und ein wenig schlummern. Stellen Sie sich nun vor, es kommt ein wenig Wind auf. Als erfrischende Brise bringt er das Wasser in kleinen Wellen in Bewegung. Vielleicht spüren Sie es gar nicht, weil Sie schon eingeschlafen sind. Wenn doch, dann nehmen Sie die leichten Wellen möglicherweise als angenehmes Schaukeln wahr. Im Flugzeug befänden wir uns jetzt im Stadium einer »leichten Turbulenz«.

Verlegen wir nun unser Beispiel der Luftmatratzenfahrt auf das Meer. Große Wellen heben uns auf deren Krone, um uns danach gleich wieder in das Wellental gleiten zu lassen. Für manche Menschen ist das bereits unangenehm, anderen macht es sogar Spaß, ähnlich einer Achterbahnfahrt im Vergnügungspark. »Mittlere Turbulenz«, würde der Kapitän den Fluggästen verkünden. »Leider müssen wir unseren Service einstellen, bitte begeben Sie sich auf Ihre Plätze und bleiben Sie angeschnallt.«

Zurück zu unserer Luftmatratzengeschichte. Wir begeben uns nun in einen Gebirgsfluss. Schon von Anfang an würde es schwierig sein, sich auf der Matratze zu halten. So schlängelt sich der Fluss zu Tal. Die Strömung wirft unsere Luftmatratze rechts und links hin und her, bei einigen Stromschnellen steil nach unten. Es wird unmöglich, uns zu halten, und wir fallen ins Wasser. Nachdem wir das Ufer erreicht haben, sehen wir unserer Luftmatratze nach, wie sie, vom Wasser geschüttelt, immer kleiner und kleiner wird, bis sie ganz verschwunden ist. Wir wurden abgeworfen, aber unserer Schwimmhilfe war das egal, sie schwamm einfach weiter. Wären wir auf der Luftmatratze angeschnallt gewesen, wären wir nun auch in weiter Ferne, vielleicht schon in einem ruhigen Flusslauf angekommen.

Das Gleichnis, das ich heranziehe, zeigt auf, dass es auch dem Flugzeug egal ist, wie stark die Turbulenz ist. Und wenn Sie angeschnallt sind, dann kann es sich zwar körperlich unangenehm anfühlen, aber Sie fliegen trotzdem problemlos mit dem Jet weiter.

Manchmal, vor allem bei Nebellagen im Frühjahr und im Herbst, verhält sich die Luft wie unser Badeteich. Absolut ruhig. Doch dann wieder – vor Schlechtwetterfronten, in der Nähe von Gewittern oder an den Randfeldern von sogenannten »Jetstreams« – können Turbulenzen sehr heftig werden. So wie in unserem Beispiel mit dem Gebirgsfluss.

Welche Art von Turbulenzen, also verwirbelter Luft, gibt es überhaupt?

Beginnen wir am Boden. Starker Wind bläst auf einem freien Feld. Wir würden im Flugzeug nichts davon spüren. Nun bietet sich dem Wind aber ein Hindernis. Das kann ein Gebäude oder auch ein Hügel sein. Die Luft wird gezwungen, ihre schön verlaufende Strömung zu ändern. Sie muss wegen des Hindernisses aufsteigen, verwirbelt sich, und es kommt dabei im Flug gefühlt zu Turbulenzen.

Begeben wir uns höher in die Luft. An einem schönen Tag können wir oft Schönwetter-, sogenannte Kumuluswolken beobachten. Dort, wo die Luft zu kondensieren beginnt und diese Wolken überhaupt erst entstehen, erleben wir wiederum Änderungen in der Luftdichte, und erneut verspüren wir ein Wackeln. Genauso wie auch beim Durchflug von Wolken.

In Gewitterwolken hingegen gibt es rasante Steig- und Fallwinde, die auch Hagel erzeugen können. Es ist daher allen Piloten verboten, in solche Wolken einzufliegen oder sich diesen ganz anzunähern.

Alle Flugzeuge besitzen ein oder mehrere Wetterradare. Dieses System schickt vom Flugzeug aus Funkwellen hunderte Kilometer nach vorne. Je nachdem, wie stark diese Signale reflektiert werden, zeichnet einer der Cockpit-Bildschirme ein strukturiertes Bild der Wolken auf. Schnell kann der Pilot erkennen, wo sich eine normale Wolke oder eine Gewitterwolke befindet. Ja, es ist sogar möglich, Turbulenzen in solchen Gewitterwolken auszumachen. Nämlich dann, wenn Regentropfen oder Hagelkörner hochgeschleudert werden und auch daneben wieder zur Erde sausen. Und da sind wir auch schon bei den Grenzen der technischen Möglichkeiten angelangt, Turbulenzen im Voraus erkennen zu können. Gibt es nämlich keinen Niederschlag und keine Feuchtigkeit in der Luft, dann werden die Funkstrahlen auch nicht reflektiert. Der Bildschirm zeigt keine Wolke und dadurch auch keine Turbulenz an, er bleibt leer.

Das führt uns zu den sogenannten »Clear Air Turbulences«, das sind Luftverwirbelungen ohne Wolken. Vielleicht haben Sie auch schon von Starkwindbändern, sogenannten »Jetstreams« gehört. Es handelt sich dabei um verschieden breite Starkwindfelder. Diese treten zwischen Wetterfronten auf oder entstehen auch durch Luftmassenverschiebungen zwischen Äquator und Polkappen. Sie können recht schmal sein, sich aber auch über hunderte Kilometer erstrecken. Befindet sich ein Flugzeug genau in der Mitte eines Jetstreams, so ist die Luftströmung laminar, das bedeutet, ganz ohne Verwirbelung und ganz ohne Turbulenz. Und wie wir schon gesehen haben, werden dann bei den Geschwindigkeiten über Grund extrem hohe oder niedrige Werte erzielt.

Spitzengeschwindigkeiten von über 500 km/h sind bei solchen Jetstreams möglich. Interessant ist auch, dass diese Starkwindbänder auf der Nordhalbkugel meist nach Osten abgelenkt werden. Und zwar durch eine Kraft, die *Corioliskraft* heißt und aus der Erdrotation entsteht. So gibt es bei uns also meist starke Westwindbänder, weshalb wir länger nach Amerika brauchen als zurück. Aufgrund dieser Kraft sind auch die Ablaufstrudel in Waschbecken und Badewannen unter Idealbedingungen ohne andere Beeinflussungen immer gegen den Uhrzeigersinn gedreht. Auf der Südhalbkugel ist das alles genau umgekehrt. Kreuzen wir mit dem Flugzeug aber einen Jetstream oder sind wir genau an der Randzone einer dieser Luftmassen, dann sieht die Sache mit dem sanften Flug ganz anders aus. Einerseits ruhige Luft, die sich nicht bewegt, und andererseits eine Luftmasse, die mit 200 km/h oder weitaus mehr in diese hineinrauscht. Dadurch wird die Luft aufgewirbelt wie eine Welle am Meer, die sich am Ufer überschlägt. Diese Art Turbulenz ist aber leider für Piloten nicht sichtbar.

Jede Änderung der Windgeschwindigkeit und jede Verwirbelung der Luft bedeutet auch eine Änderung des Auftriebs. Plötzlicher starker Gegenwind erzeugt mehr Auftrieb, und es hebt das Flugzeug hoch. Um aber die vorgeschriebene Flughöhe einzuhalten, muss es schnell wieder sinken. Zuerst drückt es die Passagiere in den Sitz, und dann hebt es sie wieder leicht hoch. Genau umgekehrt ist es, wenn die »Windscherung«, wie es im Fachterminus heißt, stark abnehmenden Wind präsentiert. Nun geht es zunächst abwärts und danach wieder hinauf. Je größer diese Windänderungen sind, umso stärker reagiert das Flugzeug und umso heftiger wird das von den Passagieren empfunden.

Das Gefühl und der Effekt, dass das Flugzeug vermeintlich absackt, wird umgangssprachlich fälschlicherweise als »Luftloch« bezeichnet. Aber wie Sie bereits wissen, gibt es keine Luftlöcher, und die vertikalen Bewegungen halten sich meist in Grenzen von wenigen Metern im ein- oder zweistelligen Bereich, was man kaum glauben kann, wenn man eine solche Situation einmal erlebt hat. Selbst wenn es in wenigen Ausnahmefällen eine größere Höhenabweichung geben sollte, wird diese in kurzer Zeit – meist vom Autopiloten – wieder korrigiert.

Angeschnallt zu sein, ist daher sehr wichtig, denn eine kurzfristige starke Welle kann uns sogar vom Sitz oder, wenn wir in der Kabine stehen, an die Decke heben. Ein Erlebnis, das manche gerne auf der Achterbahn suchen, das aber im Flugzeug eher unangenehm sein und zu Verletzungen führen kann, wenn man nicht angegurtet ist.

Ein kleines Beispiel zum subjektiv empfundenen Höhenverlust: Wenn Sie, auf einer Kinderschaukel sitzend, fest antauchen, haben Sie zuerst das Gefühl, dass es Sie auf den Sitz drückt. Dann – am oberen Scheitelpunkt – fallen Sie wieder schnell nach unten. Vielen hebt es in dieser Situation den Magen hoch. Wenn Sie wollen, können Sie dieses Experiment mit geschlossenen Augen durchführen. Es fühlt sich vermutlich heftiger an. Sollten Sie nun schildern, wie viele Meter es nach unten ging, wären es in Ihrer Einschätzung wahrscheinlich mehr als diese 1,5–2 m. Immer wieder gibt es Berichte von sehr turbulenten Flügen, die vermeintlich viele hundert Meter tief abgesackt sind. Solche Ereignisse sind verständlicherweise für Passagiere sehr unangenehm und führen durch persönliches Erleben oder Hörensagen oft zur Entwicklung von Flugangst. Auch bei derartigen Vorkommnissen weicht jedoch die gefühlte Wahrnehmung meist vom objektiven Höhenverlust deutlich ab. Genau wie beim beschriebenen Kinderschaukel-Beispiel. Man sollte daher solche »Breaking News« mit einer gesunden Skepsis betrachten und seine Angstgedanken nicht entgleisen lassen. Meist stellt sich rückblickend heraus, dass es sich nicht um fachlich richtige und objektiv festgestellte Tatsachen handelte, sondern um – wenn auch verständliche – subjektive Berichterstattungen.

Durch Studium der Wetter- und Windkarten vor dem Abflug ist es Piloten möglich, sich ein gutes Bild von den Windverhältnissen zu machen. Aber wie schnell sie sich danach ändern, ist nicht genau vorherzusagen. Oft besteht die Möglichkeit, Passagiere diesbezüglich im Voraus zu informieren, manchmal jedoch nicht. Sehr hilfreich ist es, wenn ein vorausfliegendes Flugzeug dieselbe Luftstraße benützt. Da in einem gewissen Gebiet alle Piloten auf derselben Funkfrequenz mit der Flugverkehrskontrollstelle kommunizieren, können auch die anderen mithören.

Stärkere Turbulenzen sind sofort meldepflichtig – zusammen mit der genauen Position. So ist es für das nachfolgende Flugzeug möglich, die Turbulenz auf die Minute genau zu bestimmen und die Passagiere vorzuwarnen. Falls es auch einen Ausweg, wie eine Veränderung der Flughöhe, gäbe, würde auch dieser gewählt werden. Manchmal reicht es aus, die Flughöhe um 300 m zu erhöhen oder abzusenken, um wieder einen ruhigen Flugverlauf zu haben. Diese 300 m entsprechen der darunter oder darüber liegenden nächsten Luftstraße. Da die Sicherheitsabstände zwischen den Flugzeugen horizontal und vertikal eingehalten werden müssen, können nicht alle Piloten die Flughöhe und/oder Richtung wechseln. Daher müssen einige Flugzeuge in der turbulenten Luft weiterfliegen.

Piloten suchen sich bei der Flugvorbereitung anhand von genauen Wetterkarten die beste Route aus. Bitte bedenken Sie, dass Turbulenzen auch für die Flugzeugbesatzungen unangenehm sind. Selbst Piloten trinken ihren Kaffee lieber turbulenzfrei und ohne die Hälfte in der Untertasse zu haben.

Musste man früher sogenannte Wetterballons starten, um die Höhenwinde übermittelt zu bekommen, so erhalten die Meteorologen mittlerweile automatisierte Berichte von verschiedenen Verkehrsflugzeugen aus allen Höhen und Gebieten. Auch wenn es manchmal nicht so scheint, sind aus diesem Grund auch die Wettervorhersagen genauer geworden. Eine Einschränkung gab es während der Corona-Pandemie. Zu dieser Zeit ist der gesamte Weltluftverkehr eingebrochen, und es standen sehr wenige Daten zur Verfügung. Wenn man genau aufgepasst hat, waren zu dieser Zeit die Wetterprognosen nicht so verlässlich wie vor oder nach Corona.

Am besten ist es, sich schon im Vorfeld eines Fluges auf Turbulenzen einzustellen und im Trockentraining zu »üben«. Vielleicht, indem man eine Fahrt in einem wackligen Gerät eines Vergnügungsparks zurücklegt, mit dem Auto auf einem unbefestigten Feldweg fährt oder über eine oder mehrere Bodenwellen holpert. Am besten sogar als Beifahrer mit geschlossenen Augen. Das verstärkt die Ungewissheit und die Übung. Wahrscheinlich werden Sie bei solch einem Experiment feststellen, dass die körperlichen Empfindungen durchaus erträglich sind. Die manchmal panischen Gefühle während starker Turbulenzen im Flugzeug resultieren daher aus einem ängstlichen Vermeidungsverhalten, das aufgrund fehlenden Wissens über die Ungefährlichkeit von Turbulenzen für das Flugzeug konditioniert wurde. Im Zuge mancher Settings gibt es die Möglichkeit, Turbulenzen in einem Simulator annähernd zu probieren. Auch dort liegt jedoch der wichtigste Part auf der wiederholten Informationsvermittlung über deren Ungefährlichkeit – also dem Wissen, das Sie nun bereits besitzen. Selbstversuche können Sie auch in Vergnügungssimulatoren mancher Freizeitparks anstellen, wo während eines abenteuerlichen Filmes alle möglichen Bewegungen durchgeführt werden.

Unabhängig davon, ob und welche Vorbereitungen Sie zu einem möglichen Ausprobieren treffen – die wichtigste Botschaft an ihr Gehirn lautet: »Ganz egal, wie viel es wackelt, das Flugzeug ist dafür gebaut und hält es aus.« Verwenden Sie daher bewusst jeden turbulenten Flug als willkommene Übungsmöglichkeit, um die bisher vielleicht vorhandenen irrationalen und falschen Glaubensmuster zu überwinden und sich an das Wackeln beim Fliegen zu gewöhnen. Mit sportlichem Ehrgeiz sollten Sie Turbulenzen sogar erhoffen und nach Möglichkeit leicht »mitschwingen«. Vielleicht ersparen Sie sich im Anschluss daran sogar eine Stunde bei Ihrem Masseur. Mit der dementsprechend richtigen Einstellung und fortwährender Übung werden Turbulenzen somit immer »normaler«, und irgendwann können Sie mit ihnen so umgehen, wie es Flugbegleiter tun, zu deren täglicher Tätigkeit diese Empfindungen als üblicher Bestandteil dazugehören.

All diese Gedanken bin ich mit Hannes durchgegangen. Auch konnte ich ihm gut erklären, dass gerade Gewitterfronten über dem Atlantik und in der Nähe des Äquators sehr mächtig sind. Oft machen Flugzeuge hunderte Kilometer Umweg, um diese Gewitter zu umfliegen. Trotzdem treten in der Nähe von Frontalzonen Turbulenzen auf, die nicht zu vermeiden sind.

Hannes war nach unserem Gespräch sichtlich erleichtert. Ich schlug ihm vor, mit dem Wissen, das er nun hatte, mit mir gemeinsam einen Flug zu unternehmen. Am besten kurzfristig, wenn Schlechtwetter vorhergesagt ist, sodass er die Turbulenzen erwarten und besiegen könne. Er begrüßte diese

Idee und entschied sich sogar dafür, den Flug ohne meine Begleitung durchzuführen. Durch die Vielzahl an Informationen fühlte er sich ausreichend gerüstet und gut motiviert.

Einen Monat später stand er nach einem kurzfristigen Aviso mit einem Päckchen Schokomaroni, die ich besonders gerne esse, vor mir: »Ich komme gerade von einem Objekt in der Nähe, das ich mir angesehen habe, und da wollte ich die Gelegenheit nützen. Es hat mich zwar viel Überwindung gekostet, doch ich habe getan, was Sie mir empfohlen haben. Ein mächtiges Tiefdruckgebiet sollte über Österreich ziehen, und zwar von Deutschland her. Also habe ich schnell ein Last-Minute-Angebot nach Berlin und gleich zurück gebucht. Und was soll ich Ihnen sagen? Es hat schon bald nach dem Start begonnen zu wackeln. Nicht ganz so schlimm wie damals, aber schon heftig. Es gab nichts zu trinken, dann überhaupt kein Service, die Flugbegleiter sind den ganzen Flug gesessen. Und die Dame neben mir, die war mit den Nerven am Ende. Klar habe ich ihr geholfen. Ich habe ihr gesagt, dass sie keine Angst haben und sich nicht fürchten muss. Ich kenne mich da mittlerweile gut aus, habe ich ihr erklärt, ich bin diesbezüglich fast ein Fachmann. Zwar kein Pilot, aber …

Und dann habe ich ihr den ganzen Flug über Turbulenzen erzählt und sie beruhigt. Ich glaube, dass das auch für mich eine Ablenkung war und ich dadurch mein Wissen noch festigen konnte.«

Hannes war begeistert, wie souverän er diese Herausforderung gemeistert hatte. Es war kein Quäntchen Flugangst mehr vorhanden. Er hatte auch sein »Coolness-Selbstvertrauen« zurück. Wie sich dies dann auf die weitere Beziehung mit seiner Freundin ausgewirkt hat, habe ich nicht mehr erfahren. Jedenfalls hoffe ich, dass es beiden gutgeht.

Sollten Sie unter Flugangst leiden und Kinder haben, bedenken Sie, dass Ängste leicht auf Kinder übertragen werden. Schon allein aus diesem Grund ist es günstig, Strategien zu erlernen, um Flugangst gut bewältigen zu können.

Haben Sie sich bisher mit Turbulenzen im Flugzeug schwergetan und sind nun ausgestattet mit allen richtigen Informationen, so könnten Sie sich schon vor einem gemeinsamen Flug überlegen, wie Sie sich beim Fliegen verhalten werden, um Ihren Kindern Sicherheit beim Fliegen zu vermitteln. Sie könnten zum Beispiel mit den Kindern ein Geschicklichkeitsspiel veranstalten. Formen Sie eine runde Kugel aus Papier. Dann sagen Sie: »Auf los geht's los!« Alle versuchen, die Kugel trotz der Turbulenz so lange wie möglich auf der flachen Handfläche zu balancieren. Wem dies zu einfach erscheint, der kann auch gerne zwei Kugeln formen und beide Hände gleichzeitig verwenden. Die Geschicklichkeitsmeister unter Ihnen können die Kugel auch auf einem umgedrehten Becher balancieren. Legen Sie eine Punkteanzahl fest, wie oft der Becher oder die Kugel hinunterfallen darf. Wer ausscheidet, darf die anderen motivieren zu gewinnen. Sie werden sehen, wie schnell die Angst verfliegen kann, und aus dem Thema Turbulenz wird ein lustiges Spiel. Vielleicht rufen Ihre Kinder ja nach noch mehr Turbulenzen, damit das Spiel schwieriger wird.

Abschließend möchte ich Ihnen einen Power-Satz vorstellen, den einer meiner Klienten entwickelt hat und der gut helfen kann. Sie finden ihn auch noch später, wenn es um hilfreiche Gedanken geht. Der Satz lautet: »Das Flugzeug ist zum Fliegen da.« Und Sie wissen ja: In der Luft kann es ruhig sein oder auch wackeln, was jedoch weder Vögel noch Flugzeuge stört.

Mein Nachbar verwendet sein Handy – ist das riskant?

Was passiert, wenn jemand sein Handy nicht ausschaltet?

Gleich vorweg – nichts oder fast nichts! Wie Sie vielleicht wissen, gibt es bereits Fluglinien, die Telefonieren mit dem Handy an Bord anbieten. Würden Sie in einem Flugzeug ohne bordeigenes System telefonieren, dann wäre ab ca. 3000 bis 4000 Höhenmetern Schluss damit. Die Senderichtungen der Handymasten sind nicht gegen den Himmel gerichtet, man überfliegt sendefreie Gebiete oder das Meer, und man wechselt zu schnell von einem Sendemast zum nächsten, sodass Gespräche immer wieder abbrechen würden. Daher ist auch Telefonieren während des Fluges auf die gewohnte Weise nicht möglich. Vielleicht sind Sie schon einmal mit einem Kreuzfahrtschiff gefahren. Dort ist es genauso. Nahe dem Festland oder einem Hafen funktioniert das Telefonieren, auf hoher See jedoch nicht. Aber – und Sie haben recht, es geht ja doch. Nun, diese Schiffe und auch ausgewählte Flugzeuge haben einen eigenen Sender an Bord, der Ihr Handysignal über Satelliten weiterleitet. Daher funktioniert es, aber es ist relativ teuer.

Kommen wir wieder zu Start und Landung. In diesen Flugphasen wird das System nämlich abgeschaltet. Warum eigentlich? – Ein Handy wie auch Computer senden und empfangen Funksignale. Dazu kommen noch Laptops, die eingebaute CD-Brenner haben. Ohne zu weit auszuholen, ein Flugzeug sendet und empfängt auf vielen verschiedenen Frequenzen Signale. Funk, Wetterradar, Radiohöhenmesser, GPS, Datensysteme für Navigation und Technik – um nur einige zu nennen. Bordeigene Systeme und Funkanlagen, wie z. B. ein Telefonsystem, sind aufeinander abgestimmt, abgeschirmt, getestet und haben Antennen außerhalb der Flugzeugkabine. Sollte sich aber nun das Signal eines mitgebrachten und nicht abgestimmten Gerätes mit dem eines Bordgerätes überlagern – und das kann sitzplatzabhängig sein –, dann bekommen die Piloten für eines oder mehrere ihrer Cockpitinstrumente eventuell die Anzeige »Ungültiges Signal«. Das ist nicht gefährlich, denn es gibt mehrere Back-up-Systeme, und die Überlagerung hält auch nicht dauerhaft an. Trotzdem gibt es Gründe, weshalb Signalüberlagerungen vermieden werden sollten, wie z. B. Präzisionsanflüge bei dichtem Nebel. Dafür müssen sämtliche Instrumente ein richtiges und gültiges Signal liefern. Stört nun gerade zum Beispiel ein Mobiltelefon in diesem Moment eine Cockpit-anzeige, wie den Funkhöhenmesser, dann wäre eine »automatische Landung« nicht möglich. Die Piloten würden in diesem Fall durchstarten und zum Ausweichflughafen fliegen, der immer besseres Wetter haben muss.

Sie sehen also, es kann grundsätzlich nichts vorfallen, außer Unannehmlichkeiten für Passagiere und Crew. Daher heißt es immer: »Bitte schalten Sie alle elektronischen Geräte für Start und Landung aus.«

Das Wetter spielt keine Rolle

»Schrecklich, es ist starker Regen vorhergesagt, und ich muss heute noch fliegen.«

Haben Sie auch schon Tage vor Ihrem geplanten Flug mehrmals täglich die Wetterprognose abgerufen? Am Tag vor dem Flug vielleicht stündlich das Wetter für den nächsten Tag gecheckt? Dann verbringen Sie ab nun die dafür verwendete Zeit viel sinnvoller – zum Beispiel mit kurzen Atem- und Entspannungsübungen oder Gedanken an etwas Schönes. Oder memorieren Sie alle Stunden Ihren Kraft-Satz, auf den wir noch zu sprechen kommen. Auf jeden Fall widmen Sie all den vielen Tools aus Ihrem psychologischen

Werkzeugköfferchen ihre Aufmerksamkeit, nur nicht dem Wetter.

Das Flugzeug ist für fast jede Art von Wind und Wetter gebaut, und eine Vielzahl von Menschen ist rund um den Flug damit beschäftigt, das Wetter zu beobachten. So wird im Voraus entschieden, ob und auf welcher Strecke der Flug durchgeführt werden kann. Sollten die Bedingungen nicht passen, wird der Flug nicht oder verspätet auf einer anderen Strecke geflogen. Zusätzlich beachten auch die Piloten während des Fluges ständig die Konstellation am Wetterradar und modifizieren gegebenenfalls ihre Route. Es ist diesbezüglich auch hilfreich zu wissen, dass ein gar nicht so kleiner Teil der Pilotenausbildung aus Meteorologie besteht.

Nebel, der bis in die späten 80er-Jahre eine große Rolle gespielt und viele Starts und Landungen verhindert hat, ist heute kein Problem mehr. Nur auf wenigen Flughäfen gibt es keine ausgereiften Funkleitsysteme, die wetterunabhängiges Fliegen ermöglichen.

Stürme sind – solange sie in Pistenrichtung wehen – auch kein Hinderungsgrund. Nur bei zu starkem Seitenwind, der je nach Flugzeugtyp unterschiedlich groß sein darf, muss die Maschine am Boden bleiben oder den Ausweichflughafen anfliegen. Daher gibt es auf Großflughäfen immer mehrere, nicht parallel verlaufende Pisten, damit zumindest auf einer gestartet oder gelandet werden kann. Beim Bau von Flughäfen werden auch alle Winddaten der Vergangenheit ausgewertet. So können Sie sicher sein, dass die Piste in Richtung des Windes gebaut wurde, wenn es nur eine einzelne Start- und Landebahn gibt.

Bleiben also noch Regen, Gewitter und Schnee.

Während es bei Regen praktisch keine Einschränkungen gibt, ist das bei Schnee ein bisschen anders. Der Pistenzustand, die Bremswirkung und auch ein reduziertes Limit beim Seitenwind sind zu beachten. Dennoch funktioniert auch der Flugverkehr im Winter hervorragend. Auf jeden Fall muss das Flugzeug vor dem Start frei von allen Belägen sein. Deshalb wird es vor dem Flug enteist. Vielleicht konnten Sie das schon einmal beobachten. Heiße Flüssigkeit und ein Mittel, das kurzfristig neuerlichen Eisansatz verhindert, werden auf das Flugzeug aufgebracht. Danach hat dieses Flugzeug ein Zeitfenster, um zu starten. Sollte dieses verpasst werden, muss erneut enteist werden.

Im Flug sieht es anders aus. Durch die Luftströmung kann sich nirgends Eis ansetzen, außer an den Vorderkanten der Tragfläche, des Leitwerks oder des Triebwerks. Aber diese Stellen können von den Piloten mittels abgezweigter Heißluft der Triebwerke so angewärmt werden, dass sich dort auch kein Eis ansetzen kann. Auch elektrische Heizungen oder pneumatische Systeme kommen bei diversen Flugzeugtypen zur Anwendung.

Wenden wir uns noch Gewittern zu. Kein Flugzeug wird aus Sicherheitsgründen während eines Gewitters starten oder landen. Im Flug selbst werden Gewitterwolken bei Sicht umflogen und auch mittels Wetterradar erkannt. Die Piloten weichen immer weiträumig aus. Wenn Sie also einmal das Gefühl hatten, durch ein Gewitter geflogen zu sein, so war dies eine mächtige Regenwolke – vielleicht auch am Rande eines Gewitters. Während ein Blitz dem Flugzeug nicht so viel ausmacht, dass es nicht mehr fliegen oder navigieren könnte, sind die wirklichen Gefahren in einer Gewitterwolke übergroße Hagelkörner. Diese können so groß werden, dass sie Triebwerke und auch die Zelle des Flugzeuges beschädigen würden. Denken Sie an die große Geschwindigkeit des Flugzeugs und einen Tennisball aus Eis, der gegen ein Fenster fliegen würde. Selbst beim Autofahren kann ein kleiner Stein einen Sprung in der Windschutzscheibe verursachen. Daher würde kein Pilot jemals in ein Gewitter fliegen, was er auch gar nicht dürfte.

Sie sollten somit auch im Falle des Wetters schon vor und während des Flugs mit gutem Gefühl den Experten die Kontrolle überlassen, denn ihre eigenen angespannten Wetter-Wahrnehmungen könnten ohnehin nichts bewirken. Außer großer Unruhe, in die Sie sich dadurch selbst versetzen würden.

Durchstarten – wann und warum?

So wie Turbulenzen stark angstbesetzt sind, sind es auch Manöver wie »Go-Around«, »Overshoot«, »Missed Approach« oder eben »Durchstarten«, wie man gebräuchlich sagt.

Dieses Verfahren kommt nur selten vor, doch wenn man es als Passagier erlebt, kann es großes Unbehagen auslösen. Für einige meiner Klienten hat es zur Flugangst beigetragen, und dies vor allem deshalb, da sie im Vorfeld einfach zu wenige Informationen darüber hatten.

Durchstarten besagt, dass ein Flugzeug im Endanflug zur Piste den Landevorgang abbricht und wieder in die Höhe steigt. Dies ist ähnlich einem normalen Startvorgang, nur dass er schon in der Luft beginnt und nicht am Boden auf der Startbahn.

Ein großer Vorteil gegenüber dem Start vom Boden aus ist, dass man schon in der Luft ist und eine große Geschwindigkeit hat. Deshalb geht es beim Durchstarten auch viel steiler hinauf als beim Start von der Piste aus. Der Rest ist ähnlich dem Start vom Boden weg. Man benützt den vollen Startschub und fliegt eine bestimmte Flugbahn ab. Diese kann gleich wie die Abflugroute sein, ist es aber in den meisten Fällen nicht.

Das »Go-Around Procedure«, wie es in der Fachsprache heißt, ist für jeden Flughafen, für jede einzelne Piste eindeutig festgelegt, und alle Piloten müssen sich genau an dieses Verfahren halten. Strecke, Höhe und Geschwindigkeit sind exakt vorgeschrieben. Das ist deshalb so wichtig, da ein durchstartendes Flugzeug den anderen ab- und anfliegenden Fliegern nicht in die Quere kommen darf, sollte es genau dann zu einem Ausfall des Funkverkehrs kommen.

Gründe für ein Durchstartmanöver

Da Flugzeuge meist in Minutenabständen starten und landen, kann es sein, dass die Piste nicht rechtzeitig frei wird. In diesem Fall bekommen die Piloten vom Kontrollturm die Aufforderung zum Durchstarten.

Auch kann es vorkommen, dass ein Flugzeug im Endanflug noch nicht alle für seine Landung notwendigen Parameter erreicht hat. Auch dafür gibt es verschiedene Erklärungen. Das Flugzeug muss – bei manchen Airlines auch früher – spätestens 300 Höhenmeter vor der Landung alle Parameter im Einklang haben. Gleitwinkel, Landeklappen, Schubleistung, Geschwindigkeit, Ausrichtung, Abstand zu anderen Flugzeugen und einiges mehr – alles muss passen. Sollte, aus welchem Grund auch immer, ein Einflussfaktor noch nicht erreicht sein, müssen die Piloten durchstarten und einen neuerlichen Anflug durchführen.

Zum Thema Gleitwinkel und Geschwindigkeit gibt es eine anschauliche persönliche Episode: Wir waren mit Freunden in einem Tretboot auf der alten Donau unterwegs. Es war ein sonniger Sonntagnachmittag und fast windstill. Am Nordufer waren Kinder am Ufer zu sehen, die Enten fütterten. Das hatte offensichtlich auch ein Schwan beobachtet, der sich im Flug vom Süden her Richtung Ufer näherte. Da er sehr hoch flog, aber der kulinarischen Versuchung augenscheinlich nicht widerstehen konnte, setzte er zu einem Steilflug in Richtung der Köstlichkeiten auf dem Wasser an.

»Oje«, sagte mein Mann und zeigte auf den Schwan. »Schau dir das an, das wird sich nicht ausgehen.« Als Pilot konnte er gut einschätzen, wie die Aerodynamik wirkt. Und so hatte er erkannt, dass es der Schwan mit dieser Fall- und Vorwärtsgeschwindigkeit kaum schaffen würde, auf dem Wasser so zu bremsen, dass er nicht gegen das Ufer prallte. Das dürfte dann auch dem Schwan klar geworden sein. Ungefähr einen Meter über dem Wasser leitete er einen Durchstartvorgang ein und drehte in einer Steilkurve Richtung Wasser vom Ufer ab, da er das Überfliegen der hohen Uferböschung sonst nicht mehr geschafft hätte. Es war beeindruckend, ihm zuzusehen, wie stark und heftig er mit den Flügeln schlagen musste, um wieder Höhe zu gewinnen. Jedenfalls flog er nur eine kurze Runde, und der zweite Anflug verlief perfekt. Er kam tief genug, setzte auf dem Wasser auf und kam genau bei den schwimmenden Brotstückchen zum Stillstand. Die Enten schwammen erschrocken davon, und der Schwan konnte sich nun getrost bedienen.

Wir sehen also, dass selbst einem erfahrenen Wasservogel Fehler in seiner Einschätzung passieren können. Aber ähnlich wie im Flugzeug, hatte er auch den Ausweg des Durchstartens gewählt, um nicht mit zu hoher Geschwindigkeit einen Unfall zu riskieren.

Zurück zum Flugzeug: Ein Durchstartmanöver könnte auch dann durchgeführt werden, wenn ein Gerät oder System sehr spät ausfallen sollte. Und zwar, wenn es für die Piloten bis zu diesem Zeitpunkt nicht volle Klarheit über die Konsequenzen gäbe. Auch dann fliegen sie das »Go-Around-Manöver«, führen danach eine Systemanalyse durch, arbeiten sich durch Checklisten und fliegen sodann einen neuerlichen Anflug. Sollte sich aber bei der Systemanalyse herausstellen, dass die Landebahn nicht geeignet wäre, würde der Ausweichflughafen angeflogen werden.

Ein weiterer Grund, einen Anflug abzubrechen, wäre das

Wetter. Dazu zählt etwa, wenn bei dichtem Nebel und einfacher Navigationsausrüstung des Flughafens die Sichtwerte unter einen Schwellenwert fallen. Diese Sichtwerte und auch die Pistenzustandsberichte werden laufend an die anfliegenden Flieger übermittelt. Reichen die Werte nicht für eine sichere Landung, muss durchgestartet und in einer Warteschleife auf Wetterbesserung gewartet werden. Tritt diese nicht ein, dann wird der sogenannte Ausweichflughafen angeflogen. Dieser wird bereits bei der Flugvorbereitung ausgewählt und in der Treibstoffberechnung berücksichtigt. Das Auswahlverfahren ist jedenfalls genau festgelegt, und es wird kein Flugplatz berücksichtigt, der ebenfalls Schlechtwetter hat.

Wind spielt für mögliche Durchstartmanöver nämlich ebenfalls eine große Rolle. Wie schon erwähnt, dürfen Flugzeuge keinen oder nur ganz geringen Rückenwind zur Landung haben. Auch muss der Seitenwind in einem gewissen Limit liegen. Es ändern sich Winde in Richtung und Geschwindigkeit aber oft schnell. Wir haben im Kapitel »Turbulenzen« gesehen, dass sich in Bodennähe starke Turbulenzen und *Windscherungen* aufbauen können. Eine Windscherung ist ein abrupter Windwechsel in der Richtung und meist auch in der Stärke. Laufend bekommen die Piloten daher Meldungen über den aktuellen Wind und dessen Änderungen über Funk mitgeteilt. Fällt die Windstärke aus dem Grenzwert, muss der Pilot den Anflug abbrechen und durchstarten. Das Limit ist nicht nur das des Flugzeuges, es kann auch vom Flughafen, wie z. B. Madeira, oder vom Ausbildungsstand der Cockpitbesatzung abhängig sein. Ein junger Copilot, der noch in Ausbildung fliegt, oder ein frisch ernannter Flugkapitän haben geringere Limits als ein Pilot, der schon viele Flugstunden absolviert und Erfahrung aufgebaut hat. Es gibt also mehrere Sicherheitslinien, die bedacht werden.

Ist die Windscherung »positiv« – das bedeutet, der Wind wird schlagartig stärker –, dann bekommt das Flugzeug mehr Auftrieb und wird regelrecht hochgehoben. Bei negativer Windscherung nimmt der Wind rasch ab, und der Auftrieb verringert sich. Das Flugzeug bekommt weniger Auftrieb und sinkt stärker nach unten. Dadurch führen beide Möglichkeiten – wie auch die eines plötzlichen Seitenwindes, der das Flugzeug vom idealen Kurs abbringt – zu einem Durchstartvorgang. Grund dafür ist, dass ein korrektes Aufsetzen in der Landezone mit der richtigen Geschwindigkeit nicht mehr durchführbar sein könnte. Dies natürlich nur dann, wenn dieses Phänomen stark genug auftritt.

Wird der Go-Around wegen eines Fallwindes mit Geschwindigkeitsverlust eingeleitet, dann sinkt das Flugzeug, bis die Triebwerke wieder hochlaufen und Geschwindigkeit gewonnen wird, noch etwas nach unten. Es könnte bei ähnlichen Umständen sogar noch ein kurzer Kontakt mit der Landebahn hergestellt werden, bevor das Flugzeug wieder an Höhe gewinnt. Auch das wäre nicht gefährlich und kommt zwar nicht oft vor, ist jedoch möglich.

Gerade solche Konstellationen werden in der Ausbildung und ständigen Überprüfung der Piloten am Simulator immer wieder geübt. Sie haben damit Routine, obwohl solch ungewöhnliche Lagen im täglichen Flugverkehr kaum auftreten.

Nach dem Durchstarten bewerten die Piloten, während sie in einer Warteschleife fliegen, die Umstände nochmals. Scherwinde treten oft kurzfristig auf, können sich aber genauso gut wiederholen. Die Entscheidung kann somit zugunsten eines neuerlichen Anfluges fallen, bei dem es möglicherweise noch einmal zum Durchstarten kommen könnte. Es kann auch entschieden werden, statt eines nochmaligen Anflugs gleich den Ausweichflughafen anzusteuern, was natürlich mit Unannehmlichkeiten für Passagiere, die somit woanders als an ihrem gewünschten Reiseziel ankämen, einhergehen wird.

Je nach Länge der Piste setzen die Piloten den sogenannten »Gegenschub« stärker oder schwächer ein, also mit mehr oder weniger lauten Triebwerksgeräuschen einhergehend.

Wie bei vielen Phänomenen, die mit dem Fliegen in Zusammenhang stehen, ist profunde und seriöse Information eine wichtige Basis, um erst gar nicht in unnötig beängstigende Gedankenmuster zu geraten. Sollten Sie daher selbst noch nie durchgestartet sein – was recht wahrscheinlich der Fall ist –, so mögen Ihnen die vorangegangenen Erklärungen soweit nützlich sein, dass Sie einem möglichen Go-Around ab nun gelassen entgegensehen können.

Fluggeräusche oder Lieblingsmusik?

Nicht selten bekommen Flugbegleiter die Frage gestellt, woher das Hundebellen unter den Sitzreihen kommen kann.

Im Flugzeug gibt es eine Vielzahl an Geräuschen, die so manchen flugängstlichen Passagier in unbehagliche Nervosität versetzen können.

Da sind Töne wie das Aus- und Einfahren der Start- und Landeklappen, des Fahrwerks, das Zurücknehmen des Schubes im Reiseflug und viele mehr, die nicht immer ähnlich klingen. Es gibt darüber hinaus zahlreiche Laute, die von Flugzeugtyp zu Flugzeugtyp, ja sogar von Reihe zu Reihe und von Flug zu Flug anders ertönen.

Das Beste, was Sie tun können, ist, sich nicht um all die verschiedenen Geräusche zu kümmern. Lassen Sie diese im Hintergrund mitlaufen, so wie das Surren von Bienen auf einer Sommerwiese. Und dann wenden Sie sich anderen Dingen zu, ohne den verschiedenen Tönen und Signalen allzu viel Aufmerksamkeit zu schenken.

Vielleicht kennen Sie Konstellationen, in denen Sie eine akustische Kulisse im Hintergrund sogar als angenehm empfinden. So lieben es beispielsweise manche Menschen, im Zug die monotonen Fahrgeräusche als beruhigende Atmosphäre um sich zu wissen. Auch das Kreischen von Möwen am Wasser kann als entspannend wahrgenommen und genossen werden. Wie bei vielen Lebenssituationen spielen subjektive Bewertungen auch hier eine große Rolle, ob etwas als angenehm und dadurch beruhigend oder als vermeintlich gefährlich und beunruhigend wahrgenommen wird.

Das Um und Auf im Flugzeug ist daher das Wissen, dass es sich um normale Fluggeräusche handelt, und nicht ängstlich auf einen vielleicht außergewöhnlichen Ton zu warten. Vertrauen Sie darauf, dass die Piloten im Cockpit vorrangig damit beschäftigt sind, diesen Flug nicht nur fliegerisch zu absolvieren, sondern auch alles rundherum genauestens zu beobachten. Einschließlich eventueller, sehr unwahrscheinlicher Auffälligkeiten, die sie sofort erkennen und dementsprechend damit umgehen würden.

Vielleicht wissen Sie selbst gar nicht, wie viele Anzeigen Sie in Ihrem Auto erwarten können? Die meisten von uns kennen nur die paar roten und gelben Anzeigen beim Starten. Doch wenn Sie sich einmal die Zeit nehmen, um Ihre Gebrauchsanweisung zu lesen, werden Sie feststellen, was alles kaputtgehen könnte und welche Anzeigen dazu aufleuchten würden. Abgesehen davon, dass heutzutage auch die Autos schon so zuverlässig sind, dass Sie wahrscheinlich in ihrem ganzen Leben keine rote Warnleuchte während der Fahrt zu sehen bekommen werden.

Nun denken Sie einmal an das Flugzeug. Oft ist man erstaunt, was man alles sieht, wenn man ins Cockpit blickt. Gerade bei älteren Flugzeugtypen ist es übersät mit Anzeigen, Lämpchen und »Uhren«. Je moderner die Cockpits werden, desto aufgeräumter sehen sie aus. Das bedeutet nicht, dass die Anzeigen weniger geworden sind, nein, im Gegenteil. Es gibt mehr, aber sie können meist über einen zentralen Bildschirm abgerufen bzw. angezeigt werden. Das bedeutet also, dass die Piloten immer genau Bescheid wissen, was im – und teilweise auch um das Flugzeug – vor sich geht. Und sollten Sie wirklich Sorge haben, fragen Sie einfach die Flugbegleiter. Entweder Sie erhalten die passende Auskunft, oder es wird im Cockpit nachgefragt, was es sein könnte.

Legen Sie sich schon vor dem Flug Ihre Lieblingsmusik zurecht und lauschen Sie nur dieser, wenn Sie Ihren Hörsinn in angenehmer Weise einsetzen wollen. Oder probieren Sie, die Fluggeräusche als entspannende Hintergrundkulisse ablaufen zu lassen. Geben Sie sich ein wenig Zeit, es muss ja nicht in den ersten Minuten funktionieren, doch nach einer Weile werden Sie vielleicht erstaunt feststellen, die früher so alarmierenden Fluggeräusche gar nicht mehr wahrgenommen zu haben.

Noch zu unserem Hundebellen aus der Einleitung. Auch dafür gibt es zwei Erklärungen.

Es ist wirklich ein Hund im Frachtraum, und man kann ihn durchhören. Meistens bekommen aber Tiere ein Beruhigungsmittel, um sich nicht alleine im Frachtraum zu ängstigen, und schlafen während des Fluges.

Oder Sie fliegen mit einem Airbus A320. Um nicht unnötig Kerosin zu verbrauchen, gibt es bei jeder Airline Verfahren, um damit sparsam umzugehen. Eines davon ist, dass unter gewissen Voraussetzungen am Boden mit nur einem Triebwerk gerollt wird, da diese Kraft zum Rollen ausreicht. Jedes Triebwerk versorgt sein eigenes Hydrauliksystem und erzeugt dafür genügend Druck. Da aber im beschriebenen Fall eines der beiden Triebwerke nicht läuft, sorgt eine mechanische Verbindung für den erforderlichen Druck des anderen Hydrauliksystems. Durch die Schwankungen des Drucks klingen diese Kuppelungsgeräusche genau so, als würde ein Hund bellen. Je nachdem, welchen Sitzplatz Sie haben und ob Sie in der Nähe der Kupplung sind, umso lauter hören Sie das Bellen des vermeintlichen Hundes.

Alle Fluggeräusche, wie das Aufheulen der Triebwerke beim Start, das Rumpeln des Fahrwerks, Ein- und Ausfahren der Startklappen, das Leiserwerden der Triebwerke, Gongs, Hydraulikpumpen, Elektromotoren und was immer noch zu hören ist – betrachten Sie alle als normale »Flugzeugmusik«, um die Sie sich keine Gedanken machen müssen.

Stellen Sie lieber, so wie in einem späteren Kapitel noch beschrieben, schon vor dem Flug eine Playlist mit Ihren musikalischen Lieblingsstücken zusammen. Gönnen Sie sich diesen Hörgenuss, anstelle Fluggeräuschen zu lauschen, die ohnehin selbst von Fachleuten nicht immer zuordenbar sind, da sie von Flugzeugtyp zu Flugzeugtyp verschieden sind.

TEIL III

WER HAT DIE KONTROLLE – DIE GEDANKEN ODER SIE?

Eines Abends saß der alte Cherokee-Großvater mit seinem Enkelsohn am Lagerfeuer und ließ sich von Flammenlicht und Dunkelheit über eine Erzählung von Gegenpolen inspirieren. Diese verwendete er als Gleichnis für einen Kampf, der in jedem Menschen tobt.

Er sagte: »Mein Sohn, der Kampf wird von zwei Wölfen ausgefochten, die in jedem von uns wohnen.

Einer ist böse. Er ist der Zorn, der Neid, die Eifersucht, die Sorgen, der Schmerz, die Gier, das Selbstmitleid, die Vorurteile, die Lügen, der falsche Stolz und das Ego.

Der andere ist gut. Er ist die Freude, der Friede, die Liebe, die Hoffnung, die Heiterkeit, die Demut, die Güte, das Wohlwollen, die Zuneigung, die Aufrichtigkeit, das Mitgefühl und der Glaube.«

Der Enkel blickte nachdenklich ins Feuer und dachte einige Zeit über die Worte seines Großvaters nach. Schließlich fragte er: »Welcher der beiden Wölfe gewinnt?«

Der alte Cherokee antwortete: »Der, den du fütterst.«

Diese alte, viel zitierte Geschichte erläutert die Wahlfreiheit der Gedankenausrichtung jedes einzelnen Menschen.

Allen Gefühlen – sowohl den negativen als auch den positiven – liegen zunächst Gedanken zugrunde. Egal, ob es um Ärger, Wut, Neid oder Angst geht, jeder von uns hat die Wahlfreiheit, sich solchen Betrachtungen und in weiterer Folge den daraus resultierenden Gefühlen ausgiebig zu widmen oder sie schnell zu verwerfen.

Es geht dabei nicht um den unrealistischen Anspruch, keine destruktiven Gedanken zuzulassen, sondern um die Kunst, sich darin nicht zu suhlen und sich nach Analyse des dahinterliegenden Zweckes bewusst von ihnen zu trennen.

Denn nicht viele Menschen sind von Natur aus frohgemute und überbordend gut gelaunte Optimisten. Im Gegensatz dazu neigt die Mehrzahl der nicht mit grenzenloser Lebensbejahung Ausgestatteten eher dazu, die unangenehmen Aspekte einer Situation hervorzuheben.

Menschheitsgeschichtlich betrachtet, ist das verständlich, denn wir sind quasi darauf programmiert, zuerst Gefahren, Fehler oder Schwierigkeiten und nicht das Schöne zu beachten. Als unsere Vorfahren noch in freier Natur lebten und Tag und Nacht vielerlei Bedrohungen ausgesetzt waren, mussten sie verständlicherweise mehr auf ein Rascheln im Wald als auf die bunte Laubfärbung achten.

Wie gut, dass wir dieses Programm automatisch installiert haben, denn sonst wären wir nicht mehr hier, und die Menschheit wäre ausgestorben. Säbelzahntiger hätten vielleicht die Herrschaft übernommen, wenn unsere Urahnen nur freudig lächelnd über schöne Blumenwiesen gehüpft wären, ohne dabei konzentriert auf Gefahren zu achten.

Doch wie sollen wir damit umgehen? Wir, die von Geburt an trainiert sind, Mängel, wie mit einer Lupe vergrößert, reflexartig wahrzunehmen.

Es gibt eine erfreuliche Nachricht. Optimistisches, positives Denken kann erlernt werden. Dazu ist es nie zu spät. Alles, was man braucht, ist die bewusste Entscheidung und

Bereitschaft, sich darin zu üben. Und dann Geduld, einen liebevollen Umgang mit sich selbst, Geduld, Wieder-Aufrappeln, wenn's nicht geklappt hat – und Geduld.

Gedanken haben außerordentlich viel Macht, sie bewirken seelische Höhenflüge oder tiefe Abstürze. Daher sollte man sie gezielt einsetzen, ihre Kraft nutzen und sich nicht von ihnen knebeln, runterziehen, peinigen oder ängstigen lassen. Denn wir Menschen sind zum Glück mit dem freien Willen der Wahl unserer Gedanken ausgestattet. Es liegt an uns, in welcher Weise wir sie verwenden wollen.

»Es sind nicht die Dinge, die uns beunruhigen, sondern die Meinung, die wir dazu haben.« Diese Weisheit, die sich auch am Anfang des Buches findet, wurde vom antiken Philosophen Epiktet vor fast 2000 Jahren formuliert und beweist bis heute ihre Gültigkeit. Es geht immer um unsere Sichtweise und unsere Gedankenausrichtung, egal wie schwierig die Umstände auch sein mögen. Man sollte das nicht mit Schönfärberei verwechseln, wie es von skeptischen Gemütern gerne bezeichnet wird. Natürlich ist ein Anerkennen der realen Gegebenheiten wichtig und ebenso ein Zulassen aller damit einhergehenden, oft nicht nur guten Gefühle. Doch ob man sich von diesen langfristig vereinnahmen lässt oder versucht, durch eine andere Sichtweise angenehmere Empfindungen und einen konstruktiven Umgang mit herausfordernden Ereignissen herzustellen, unterliegt unserer ureigensten Entscheidung.

Und gerade diese innere Gedankenfreiheit, über die wir alle verfügen, vermittelt uns das gute Gefühl von Souveränität im Umgang mit schwierigen Situationen. Das mag nicht immer einfach sein und erfordert lebenslange Übung, doch wenn man einmal damit begonnen hat, fällt es immer leichter und trägt erheblich zu einem zufriedenen Leben bei.

Eine bekannte und bewährte Möglichkeit der Schulung hin zu einer optimistischen Denkweise ist das abendliche

Bewusstmachen aller erfreulichen Begebenheiten des vergangenen Tages. Am besten gelingt das in schriftlicher Form, und wer will, kann sein persönliches Glückstagebuch anlegen. Schon der Vorsatz, sich abends mindestens an drei wohltuende Dinge des Tages zu erinnern, kann einiges zur Lebensfreude beitragen. Es kann sich dabei um bewusste Dankbarkeit für alles Gute im Leben handeln und/oder um das Erkennen von beglückenden Momenten.

Anfangs mag diese Übung herausfordernd sein – vor allem an Tagen, die man am liebsten schnell hinter sich bringen möchte. Doch selbst dann gab es vielleicht die freundlich lächelnde Verkäuferin im Supermarkt, das von einer Nachbarin entgegengenommene Paket, das den zeitaufwendigen Weg zum Postamt erspart hat, oder den Anruf eines Freundes, den man schon lange nicht mehr gehört hatte.

Ein paar Minuten täglichen Trainings, Positives gezielt in den Fokus zu rücken, kann viel Lebenszufriedenheit bewirken. Denn hier kommt unser wunderbares Gehirn ins Spiel, das lebenslang lernt und sich unterschiedlichen Anforderungen anpassen kann. Alle Erfahrungen, Gedanken und Gefühle haben Einfluss auf seine Struktur und verändern es. Hirnareale, die stärker aktiviert werden, nehmen an Größe zu. Andere, nur wenig verwendete, verkleinern sich.

So regen unterschiedliche Emotionen auch verschiedene neuronale Verbindungen an. Angenehme Gefühle schulen das Gehirn, darin geübt zu werden, diese durch den Zuwachs an entsprechenden Nervenverbindungen immer besser zu empfinden. Genauso verhält es sich mit unangenehmen Gefühlszuständen. Wer solche ständig nährt, wird darin ungewollte Meisterschaft erlangen. Die gezielte Förderung guter Gefühle trainiert das Gehirn zum Glücklichsein. Umgekehrt gilt, dass die Ausrichtung auf Negatives zum Aufbau für immer mehr unglückliche Gedanken und Stimmungen wird. Aus diesem Grund werden bei der Behandlung von depressiven Menschen gezielt freudespendende Aktivitäten herausgearbeitet. Anfangs fällt es den Patienten oft nicht leicht, solche überhaupt benennen zu können. Da ihr Gehirn schon längere Zeit verstärkt mit traurigen Gedanken genährt wurde, ist es darauf konditioniert. Durch das Herausfiltern früher als angenehm empfundener Beschäftigungen wird der Fokus wieder auf solche gerichtet. In weiteren Schritten sollen von den Betroffenen genussvoll erlebte Unternehmungen in den Alltag integriert werden.

Was hat das alles mit Angst zu tun? Sehr viel! Denn egal, um welche Gemütszustände es sich handelt, es verläuft immer nach dem gleichen Schema. »Energie folgt der Aufmerksamkeit«, sagt eine alte Huna-Weisheit. Je mehr Interesse wir Problemen oder unerwünschten Gefühlen widmen, desto wichtiger, größer und spürbarer werden sie. Gerade Furcht und Schrecken eignen sich diesbezüglich hervorragend. Je mehr Zuwendung solche Angstgedanken bekommen, desto leichter können sie sich vermehren. Bis man schließlich vermeintlich glaubt, von der Angst beherrscht zu werden und ihr hilflos ausgeliefert zu sein. Dieses Gefühl ist jedoch falsch und begründet sich vor allem durch eine Wahrnehmungsverzerrung. Es ist vergleichbar mit einem kleinen schwarzen Punkt auf einer Seite strahlend weißen Papiers. Wohin schauen Sie zuerst, was fällt Ihnen auf? Wahrscheinlich werden Sie schnell den Punkt wahrnehmen und feststellen, dass das Blatt Papier dadurch nicht mehr makellos ist. Wieso konzentrieren wir uns nicht auf die restlichen 99 % der weißen Farbe?

Nun sind wir wieder am Anfang des Kapitels. Es sind unsere menschheitsgeschichtlich mitgebrachten Gene. Wir sind darauf trainiert, zuerst den Fehler zu entdecken und ihn hervorzuheben. Gefahren in Bruchteilen von Sekunden zu erkennen, hat unser Überleben gesichert.

Und jetzt zur guten Nachricht. Wir Menschen verfügen

aber ebenso über die wunderbare Gabe der Reflexion. Und wir sind lernfähig. Diese Fähigkeiten können wir nutzen. Macht doch der schwarze Punkt nur einen Bruchteil der Fläche auf dem hellen Blatt Papier aus. Wir können ihn in den Vordergrund unserer Aufmerksamkeit rücken oder auch nicht. Es verhält sich wie bei einem Umspringbild:

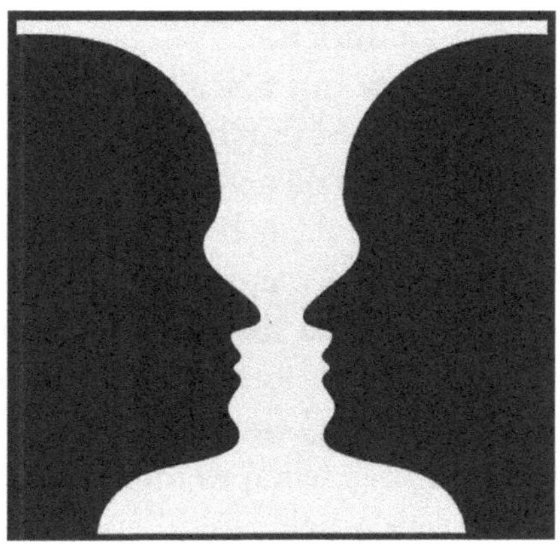

Was sehen Sie? Eine Vase? Zwei Damenköpfe? Zuerst nur ein Motiv, dann vielleicht beide, je nach dem Fokus Ihrer Ausrichtung? Mit etwas Konzentration und Ausdauer wird es Ihnen wahrscheinlich gelingen, abwechselnd jeweils das Motiv, auf das Sie sich konzentrieren, zu fixieren.

Sollte Ihnen die Übung gelingen, so verwenden Sie diese als Metapher für den Umgang mit Ihren Gedanken. Sie können genau wie bei Umspringbildern unangenehme, sich aufdrängende Kognitionen wahrnehmen, aber sich in weiterer Folge anderen und erfreulicheren zuwenden. Es liegt an Ihnen.

Beginnen Sie in Alltagssituationen, mit Ihren Gedanken zu spielen, sie zu variieren, manche aufzugreifen und andere ziehen zu lassen. Setzen Sie sich Ihre Ziele dabei nicht zu hoch. Wie beim Erlernen aller neuen Fertigkeiten braucht es auch dabei Geduld und ausdauerndes Üben. Die Psychologie bezeichnet dieses »Switchen« auch als »Reframing«. Es geht um das Hervorheben hilfreicher und positiver Aspekte.

Fangen Sie klein an. Vielleicht einmal einen Spaziergang in der Natur bewusst wahrnehmen, ohne sich dabei mit Grübeleien über den beruflichen Alltag zu beschäftigen.

Das tägliche Telefongespräch mit der betagten Mutter anders bewerten. Nicht nur als Pflicht, sondern als Freude, sie noch um sich haben zu dürfen.

Den nervigen Kollegen aus einer anderen Perspektive betrachten. Er verursacht zwar durch seine chaotischen Fehler manchmal einiges an zusätzlicher Zeit, erkundigt sich aber immer wieder einfühlsam nach Ihren persönlichen und gerade aktuell schwierigen Themen.

Und dann gibt es da auch die schrullige Nachbarin, die Sie gerne aufhält, doch wie viel Zeit hat sie Ihnen schon durch diverse kleine Gefälligkeiten erspart?

Vieles kann so oder so gesehen werden. Je mehr Wachsamkeit Sie auf die positiven Aspekte richten, desto schneller werden sie sich vermehren. Je weniger Sie sich von mühsamen Angstgedanken vereinnahmen lassen, desto leichter werden diese ihren Einfluss verlieren. Man kann selbst angstbesetzte Gegebenheiten umdeuten, indem man sie als Herausforderung betrachtet und als Gelegenheit, seinen Mut zu stärken.

Betrachten Sie die tägliche Gedankenhygiene als genauso selbstverständlich wie Zahn- und Körperpflege, um nicht nur Ihren Körper, sondern auch Ihr Gemüt gesund zu erhalten.

Vom Umgang mit Schreckgedanken

»Sie dürfen nicht alles glauben, was Sie denken.«

Der legendäre Komiker Heinz Erhardt brachte es auf den Punkt.

Der Verstand ist einerseits ein wunderbares, intelligentes

Werkzeug, dann jedoch wieder ein kleiner Diktator, der durch unwahre Behauptungen Schrecken erzeugen kann. Und so sollte man niemals unreflektiert allen Gedanken glauben, die einen durch den Tag begleiten. Gedanken sind nämlich alles andere als in Stein gemeißelte Tatsachen, sondern ein bunter Mix aus Bewertungen, Erinnerungen, Erzählungen, Theorien, Fantasien und vielem mehr. Nur ein Bruchteil unserer geschätzten 60.000 täglichen Gedanken ist positiv, der Rest hingegen neutral oder negativ und abbauend. Da diese vielen Gedanken große Macht haben, ist es umso wichtiger, sich nicht von falschen beherrschen zu lassen. Es ist daher sinnvoll, negative Gedanken zunächst einmal zu identifizieren, um sie danach durch konstruktive und aufbauende zu ersetzen. Natürlich kann nicht jede einzelne unserer vielen Kognitionen ständig ausgeforscht werden. Aber immer, wenn wir traurige, ärgerliche oder ängstliche Gefühle spüren, können wir die dahinterliegenden Gedanken meistens gut erkennen. Und dann sollten wir auch deren Wahrheitsgehalt überprüfen.

In allen verhaltenstherapeutisch orientierten Behandlungssettings nimmt die Korrektur abbauender und furchterregender Gedanken eine zentrale Rolle ein und stellt einen wesentlichen Wirkfaktor für erfolgreiche Angstbewältigung dar. Denn Gedankenverzerrungen beeinflussen Menschen ganz wesentlich, und daher ist es wichtig, nicht auf sie hereinzufallen.

In der Psychologie spricht man von »kognitiver Umstrukturierung« und meint damit das Erkennen und Korrigieren fehlerhafter Gedanken. Zuerst werden sie identifiziert, dann auf ihren Wahrheitsgehalt überprüft und durch richtiggestellte und aufbauende ersetzt.

Gerade bei Flugangst nehmen kognitive Verzerrungen durch negative Gedanken oft viel Raum ein. Auch wenn Betroffene über die Sicherheit beim Fliegen Bescheid wissen, so gibt es in diesem nicht gut vertrauten Metier viele Faktoren, die zu falschen Beurteilungen führen können. Solche verzerrten Annahmen werden gedanklich automatisiert und entgegen besseren Wissens für wahr gehalten. Aus diesem Grund ermuntere ich bereits zu Beginn der Behandlung meine Klienten, mir gerne ihre Gedankengänge zu schildern. Und zwar genau dann, wenn sie Widerstand oder Einwände gegen Gehörtes bemerken. Die zahlreichen »Aber«, die in solchen Gesprächen oft zum Vorschein kommen, wären seitenfüllend.

Für viele Betroffene kann es befreiend sein, offen über alle Zweifel zu sprechen. Vielleicht kommen auch Ihnen beim Lesen des Buches manchmal Gedanken wie:

> *»Das klingt ja ganz gut,* aber *wie soll das gehen, bei mir ist das alles schon so verfestigt?«*
>
> *»Es mag ja bei anderen funktionieren,* aber *für mich selbst stelle ich mir das als zu schwierig vor.«*
>
> *»Einige der vorgestellten Strategien kenne ich ohnehin schon,* aber *bei mir hat das noch nie funktioniert.«*

Während der Zeit, die ich mit meinen Klienten verbringe, und auch kurz vor dem Flug prasseln solche *Aber* manchmal regelrecht auf mich ein. Ich provoziere deren Bekanntgabe und bin darüber froh, denn so kann es gelingen, sie zu entkräften. Und zwar auf sachlich und fachlich richtige Art. Nur durch das Aufspüren falscher und angstmachender Kognitionen ist es möglich, sie zu korrigieren. Im Folgenden finden Sie einige Beispiele:

> *»Die Vorbereitung war toll,* aber *auf den nächsten Flügen werde ich bestimmt wieder schreckliche Angst haben.«*
>
> *»Der Pilot hat das sehr gut erklärt,* aber *ich fürchte mich trotzdem noch immer bei Turbulenzen.«*
>
> *»Die Triebwerke sind plötzlich ganz leise. Das*

wurde uns zwar begründet, aber *womöglich sind sie ausgefallen, und wir stürzen ab.«*

»Mir ist jetzt klar, dass ich mich bewusst mit der Angst konfrontieren muss, aber *was soll ich machen, wenn ich das dann doch nicht aushalte und raus will?«*

»Sie haben mir zwar erklärt, dass ich im Flugzeug genug Luft bekomme, aber *ich habe schon oft Beklemmungsgefühle gehabt, und ich kann mir nicht vorstellen, wie das besser werden soll.«*

Alle angeführten *»Aber«*-Gedanken sind nur Beispiele von unzähligen Möglichkeiten. Wann immer Sie etwas Zeit haben, notieren Sie Ihre ganz persönlichen Befürchtungen. Als nächsten Schritt holen Sie seriöse Informationen und fundiertes Wissen von kompetenter Quelle ein. Im Fall von Flugangst können Sie die wichtigsten flug- und angstspezifischen Themen in diesem Buch finden. Sowohl die psychologischen als auch die fliegerischen Grundlagen sind in den jeweiligen Kapiteln ausführlich dargestellt. Somit werden Sie in der Lage sein, Ihre Befürchtungen zunächst zu verstehen und dann richtigzustellen. Deshalb möchte ich Sie ermuntern, sich nach der Lektüre in einer ruhigen Stunde ein bisschen Zeit für Ihre persönliche Angstgedanken-Erforschung zu nehmen und diese dann, auf Sie abgestimmt, zu korrigieren. Sie finden nachfolgend eine Auswahl an exemplarisch angeführten Beispielen, die Sie mit Ihren ganz persönlichen ergänzen können. Die eigenen Befürchtungen beziehen sich meistens auf unterschiedliche Aspekte des Fliegens und sollten daher auch individuell umgeformt werden.

Achten Sie beim Ersetzen der negativen und falschen Gedanken auf positive Formulierungen. Sie sollten, wenn möglich, kein »Nicht«, d.h. keine Verneinungen enthalten, da unser Gehirn Negationen nicht einschätzen kann und die entsprechenden angstmachenden Bilder trotzdem produzieren würde. Wahrscheinlich kennen Sie das Beispiel des »rosaroten Elefanten«, den man sich nicht vorstellen soll. Sosehr wir das versuchen, es wird uns nicht gelingen. Unsere Vorstellung ist einfach schneller und kann die Verneinung nicht imaginieren. Der rosarote Elefant steht vor uns, ob wir wollen oder nicht.

Daher ist es wichtig, eine für sich stimmige, glaubhafte und nach Möglichkeit positive Formulierung zu finden. Diese sollte, wenn möglich in der Gegenwartsform ausgedrückt werden.

Beispiele für kognitive Umstrukturierung

Negative Gedanken	Positive Selbstinstruktion
Die Erklärungen klingen zwar gut, aber wie soll das gehen, bei mir ist alles schon so verfestigt?	Auch wenn bisher nichts genützt hat, so ist es diesmal anders. Ich bin auf den Flug gut vorbereitet. Ich werde alles Gelernte umsetzen und es gut schaffen.
Der Pilot hat alles gut erklärt, aber ich fürchte mich trotzdem bei Turbulenzen, womöglich kann man dadurch doch abstürzen.	Turbulenzen gehören zum Fliegen und sind für das Flugzeug völlig harmlos. Es ist wie bei einem Schiff, das über die Wellen schaukelt. Jedes Wackeln ist für mich eine Übung, mich daran zu gewöhnen.
Mir ist klar, dass ich mich der Angst stellen muss, aber was soll ich machen, wenn ich die Enge und das Eingesperrtsein nicht aushalte und rauswill?	Ich weiß, dass meine Angstgefühle zwar starke, aber normale Stressreaktionen sind. Sie sind für den Körper verträglich. Sie zuzulassen ist wichtig, damit sie weniger werden. Die richtige Atmung hilft mir. Ich warte, bis die Angst abfällt. Diesmal schaff ich das!

Negative Gedanken	**Positive Selbstinstruktion**
Die Triebwerke sind plötzlich ganz leise. Das wurde mir zwar erklärt, aber womöglich sind sie ausgefallen, und wir stürzen ab.	Ich beobachte lieber meine Atmung als die Fluggeräusche. Ich weiß, dass es die verschiedensten Geräusche gibt, und vertraue darauf, dass alle normal sind.
Ich bin nicht sicher, ob die Piloten immer alles können. Was, wenn sie doch etwas falsch machen? Oder wenn ein Pilot ohnmächtig wird?	Ich weiß, dass die Piloten hochqualifiziert sind. Selbst wenn es einen Fehler gäbe, ist alles abgesichert. Jeder der Piloten kann alleine fliegen. Ab heute lerne ich zu vertrauen.
Was ist, wenn ich zu wenig Luft bekomme? Womöglich könnte ich ersticken?	Es gibt immer genügend Sauerstoff im Flugzeug. Ich bin gesund, und sollte ich Atemnot spüren, so ist das aus Angst und ungefährlich. Ich kann etwas dagegen tun, indem ich ruhig in den Bauch atme.
Was soll ich machen, wenn wir in ein Luftloch fallen, das wäre furchtbar.	Es gibt keine Luftlöcher, sondern nur Luftbewegungen, bei denen das Flugzeug mitschwingt und immer von der Luft getragen wird. Ich stelle mir vor, mit einer Luftmatratze auf den Wellen zu schaukeln.
Es ist ja alles gut, solange das Wetter schön ist. Aber heute ist Schlechtwetter vorausgesagt. Ich glaube, dann werde ich panisch.	Die Wetterbeobachtung spielt beim Fliegen eine große Rolle. Auch wenn der Flug turbulent werden sollte, ist das Flugzeug dafür gebaut, und ich kann es als Übungsmöglichkeit betrachten.

Nachdem Sie Ihre persönlichen, bisher verzerrten Furcht-Gedanken identifiziert und gegen korrigierte und richtige ersetzt haben, schreiben Sie diese am besten auf Kärtchen. Konzentrieren Sie sich ab nun nur noch auf die positiven Formulierungen und lesen Sie sich diese immer wieder durch. Geben Sie sich dabei Zeit für die Umbewertungen und lernen Sie diese ein, so wie man die Vokabeln einer Fremdsprache übt. Mit Ausdauer und etwas Geduld werden Sie merken, dass sie die meist automatisch ablaufenden falschen Gedanken immer schneller identifizieren und konsequent gegen richtige ersetzen können. Es geht dabei nicht um unglaubhaft positive Gedanken, sondern um eine sachliche und wirklichkeitsnahe Einschätzung von Situationen.

Idealerweise beginnen Sie schon einige Zeit vor dem Flug mit dem Üben der konstruktiven und sachlich richtigen Selbstinstruktionen. Sollte die Zeit dafür nicht mehr ausreichen, so nehmen Sie Ihre aufbauenden Sätze spätestens beim Fliegen zur Hand und sagen Sie sich diese wiederholt wie ein Mantra vor. Achten Sie darauf, dass die positiven Formulierungen stimmig und grundsätzlich glaubhaft sind. Ein Satz wie: *»Ich werde mich beim Fliegen gut und entspannt fühlen«*, wäre als erstes Ziel wahrscheinlich unrealistisch. Auch die Zukunftsform sollte vermieden werden. Besser wäre: *»Ich bin auf den Flug gut vorbereitet und verwende ihn als bewusstes Angstbewältigungstraining. Mit jedem Üben wird es besser.«*

Dem Angstmonster selbstbewusst entgegentreten

»Ich habe gelernt, dass Mut nicht die Abwesenheit von Furcht ist, sondern der Triumph darüber. Der mutige Mann ist keiner, der keine Angst hat, sondern der, der die Furcht besiegt.«

Nelson Mandela

Martina ist weg. »Wahrscheinlich auf der Toilette«, denke ich und nippe am Apfelsaft, der vor mir steht. Es ist das erste Getränk, das ich nach längerer Zeit zu mir nehme. Zu beschäftigt war ich in den letzten Stunden und habe vergessen, zu trinken. Die Zeit ist wie im Flug vergangen, diesmal im wahrsten Sinn des Wortes.

Da war Karoline, die beim Start eine Panikattacke hatte. Ich saß am Hinflug neben ihr, und sie verhielt sich tapfer und richtig. Sie ist jetzt äußerlich fast eine andere. Die letzten Tage war sie still, in sich gekehrt und blass. Nun ist ihre Gesichtsfarbe rosig, und mit funkelnden Augen unterhält sie sich angeregt mit Paul, einem ihrer Leidensgenossen, den sie in den letzten Tagen näher kennengelernt hat.

Miriam hingegen litt beim Start unter Übelkeit. Sie war noch nie zuvor geflogen und hatte entsetzliche Angst vor Turbulenzen. Diese Befürchtungen konnte sie nach den Erklärungen des Kapitäns zwar beiseiteschieben, doch da war noch die Sorge, wie sie das alles körperlich durchstehen würde. Waren ihr doch Busfahrten oder sogar eine Autofahrt am Rücksitz immer höchst unangenehm. Und dann – die große Erleichterung. Zu ihrem Erstaunen war es beim Fliegen anders. Sie hatte einen Reisekaugummi genommen, viel getrunken, ruhig und tief geatmet. Hurra, es ging ihr gut! Ein triumphales Gefühl.

Wir sind nach unserem kurzen Zwischenstopp in Hamburg zurück auf dem Weg nach Wien. Der Flug ist ruhig und die Freude und Entspannung aller Gruppenmitglieder spürbar. Die Reihen entlanggehend, könnte man meinen, in einem Spielzeuggeschäft zu sein. Da ein arg zerzauster, grellgrüner Dinosaurier, dort ein wild dreinschauender oranger Drache. Dann noch ein buntes, monsterähnliches Stofftier mit gefletschten Zähnen und großen, runden Augen, aus denen winzig kleine Pupillen herausstarren. Der süße, aber doch gruselig aussehende kleine weiße Hund mit den Riesenohren, der statt einem Auge nur ein X hat und dazu lange, spitze Zähne, fehlt. Er gehört Martina, und sie und ihr kleiner Gefährte sind noch immer nicht hier.

In den letzten Tagen haben wir wiederholt über den richtigen Umgang mit Schreckgedanken gesprochen. Eine in diesem Zusammenhang elementare Hilfestellung ist die gesunde Distanz zur vermeintlich »eigenen« Angst, die in der Wahrnehmung oft verzerrt zu viel Raum in der eigenen Persönlichkeit einnimmt.

In Anlehnung an Jacob Moreno, einem noch im 19. Jahrhundert geborenen Arzt, Therapeuten und Begründer des Psychodramas, beschäftigen sich seither zahlreiche Psychologen mit der Idee verschiedener Persönlichkeitsanteile des Menschen. Wir alle besitzen diese Facetten, und je besser wir sie erkennen und differenzieren können, desto leichter, psychisch gesünder und stabiler gehen wir durchs Leben.

Das »Innere Team«, so nennt es der Psychologie-Professor Friedrich Schulz von Thun, begleitet uns tagtäglich, und wir können es, wenn wir wollen, gut nutzen. Da gibt es viele, oft dauerhafte und manchmal wechselnde Akteure, die wir in unserer vielschichtigen Persönlichkeit etabliert haben. Das können Gefühle, Eigenschaften, Lebensrollen, Stimmen und vieles mehr sein. Es sind Repräsentanten persönlicher Wesensmerkmale in bestimmten Situationen, die jeder Mensch in sich trägt.

Das könnten sein: der Optimist, der Pessimist, die Freude, der Kritiker, der Antreiber, der Grübler, der Zweifel, das Vertrauen, die Liebe, die Güte, der Ärger, die Sorge, die Angst, der Mut, die Hilfsbereitschaft, der Chef, die Mutter, das Kind, die Durchsetzungskraft, der Besserwisser, der Clown … Die Liste ließe sich noch lange fortsetzen, und wenn Ihnen das Konzept gefällt, ist die nähere Beschäftigung damit eine spannende Angelegenheit. Auf jeden Fall ist es lohnenswert, die eigenen Anteile, Stimmungen und Gefühle zu erforschen. Denn so wird es leichter, sich diesen nicht hilflos ausgeliefert zu fühlen, sondern selbst gestaltend einzugreifen. Vereinfacht gesagt, können wir dann je nach gewünschtem Gemütszustand unser selbst besetztes »inneres Team« einsetzen und Regisseur unseres Lebens werden. Wir können diese Figuren auch wie auf einer inneren Bühne betrachten und somit einen Blick von außen auf bisher automatisch ablaufende Gefühle herstellen.[6] Wer spielt welche Rolle? Ist es die Figur des Ärgers, die sich beim Ehestreit fürchterlich aufplustert? Oder die Angst, die in den Tagen vor dem Flug die Hauptrolle spielt? Drängt sich die Traurigkeit bei depressiven Stimmungen ungewollt und ermüdend lange in den Vordergrund?

All diese Repräsentanten unserer inneren Anteile sind normale Bestandteile des Lebens. Doch glücklicherweise können wir bei der Besetzung der jeweiligen Stücke und Szenen selbst gestaltend eingreifen. Es bleibt uns dank der Wahlfreiheit unserer Gedanken selbst überlassen, ob wir lieber eine Shakespeare-Tragödie oder eine Komödie ansehen wollen. Figuren, die zu mächtig werden, können wir aus der

---

6 Vgl. Smolka, H. Vorhang auf fürs Glück

Besetzung herausnehmen und durch andere ersetzen. Geben wir doch den jungen Nachwuchsschauspielern *Maxi Mut* und *Vroni Vertrauen* endlich ihre Chance, beim nächsten Stück mitspielen zu dürfen. Sie werden feststellen, dass ihre Auftritte grundlegende Stimmungsveränderungen bewirken können. Lassen Sie Ihre Fantasie spielen und freuen Sie sich, selbst Regie übernehmen zu dürfen. Auch wenn *Adalbert Angst* furchtbar sauer ist, von der Hauptrolle verwiesen worden zu sein, so lassen Sie sich davon nicht beeindrucken. Er hatte lange genug seine Plattform und darf nun spielfrei haben und im Zuschauerraum Platz nehmen. Wahrscheinlich wird er sich ohnehin nicht für immer und ewig von der Bühne verweisen lassen, doch in Zukunft wird er sich mit gelegentlichen Nebenrollen begnügen müssen. Und auch dann entscheiden Sie selbst, wie viel Spielzeit Sie ihm noch zur Verfügung stellen werden.

Mit einiger Übung und Kreativität dürfen wir auch Figuren, die wir bisher gar nicht kannten, einstellen. Zum Beispiel einen strammen Bodyguard, der uns vor unerwünschten inneren Angreifern schützen und *Adalbert Angst* auf seinen Platz hinter der Bühne verweisen kann.

Wer das Konzept der Persönlichkeitsfacetten durchschaut hat und je nach Belieben erwünschte Anteile in den Vordergrund treten lässt, während er anderen nur gelegentliche Nebenrollen zuweist, wird seinen Emotionen immer weniger ausgeliefert sein.

Was bedeutet das für den Umgang mit Angst?

Oft ist schon die Erkenntnis, dass niemand nur von Angst erfüllt ist oder hauptsächlich aus Angst besteht, eine befreiende Vorstellung. Denn gerade Angst hat die niederträchtige Eigenschaft, allen von ihr länger Betroffenen vorzugaukeln, sie wäre ein vereinnahmender Teil ihres Wesens. Das stimmt natürlich nicht, und mit klarerem Blick werden Sie erkennen, dass Sie eine große Anzahl an Facetten, wie zum Beispiel Freude, Kreativität, Selbstbewusstsein, Fürsorge, Güte, Humor, Lässigkeit und vieles mehr, in sich etabliert haben. Machen Sie sich all Ihre Eigenschaften und Gefühle, die Sie mögen, bewusst, und Sie werden erkennen, dass Sie das Ausmaß der Angst bisher wahrscheinlich extrem überschätzt haben. Das ist verständlich, denn jetzt kommen wir wieder zu den in den vorherigen Kapiteln besprochenen Genen zurück. Wir sind darauf programmiert, unsere Aufmerksamkeit auf das Fehlerhafte und die Mängel zu richten. Diese sind vermeintlich wichtiger als das viele Gute, Schöne und Gelungene, das wir ebenso an uns kennen.

Und wie ist das mit der lästigen Angst?

Auch wenn es vielleicht etwas Übung benötigt, so ist es möglich, die bildlich vorgestellte Angst bei jedem ihrer Auftritte wegzuweisen. Je mehr Sie mit der Vielzahl Ihrer inneren Mitglieder spielen, desto schneller wird es Ihnen gelingen, selbst in die Rollengestaltung einzugreifen und lästige Gefühle abtreten zu lassen.

Vorher ist jedoch noch ein wichtiges Detail zu betrachten: Angst wird oft durch die ihr entgegengebrachte Aufmerksamkeit immens aufgeblasen. Je mehr man sich mit ihr beschäftigt und sich auf sie konzentriert, desto überheblicher wird sie. Erinnern Sie sich an das Zitat: »Energie folgt der Aufmerksamkeit«? Alles, worauf wir längere Zeit unseren Fokus richten, scheint bedeutsam und vereinnahmend zu werden. Das kann ein körperlicher »Makel« wie eine ungeliebte Körperstelle sein, der familiäre Konflikt mit der dominanten Schwiegermutter oder eben Angst. Je mehr wir uns damit befassen, desto zentraler werden diese Themen. Auf körperlicher Ebene profitiert sogar eine ganze Industrie vom Geschäft mit der Schönheit und dem Wunsch nach Perfektion. Vielleicht haben Sie Ihrerseits noch gar nie die Schlupflider Ihrer Nachbarin bemerkt. Sie selbst hat aber immer stärker darunter gelitten und sich deshalb sogar auf den Operationstisch gelegt.

Professor Viktor Frankl, der weltberühmte Arzt, Psychologe und Begründer der Logotherapie & Existenzanalyse empfahl für den Umgang mit negativen Gefühlen die humorvolle Selbstdistanzierung: *»Ich muss mir doch von mir selbst wirklich nicht alles gefallen lassen«*, war eines seiner therapeutischen Credos, das er Patienten und Studenten vermittelte. Denn es gibt die »Trotzmacht des Geistes«, und so könne man »seiner Angst auch trotzen.«

Gerade Frankl, der seine leidvollen Erfahrungen im Konzentrationslager in unglaublicher Weise ins Positive transformierte und Millionen von Menschen nicht nur durch seine therapeutischen Interventionen, sondern auch durch seine zahlreichen Bücher, die in über 50 Sprachen übersetzt wurden, zu Lebensglück verhelfen konnte, ist der überzeugendste Botschafter für die positive Gestaltung der Gedanken.

Er verbrachte als Arzt von jüdischer Herkunft viele leidvolle und kaum vorstellbar qualvolle Jahre in KZ-Gefangenschaft. Dort zerbrach er jedoch nicht an den unmenschlichen Bedingungen, sondern stellte sich mit all seiner gedanklichen Kraft dagegen.

»Der Mensch ist nicht frei von seinen schicksalhaften Bedingungen, aber frei, zu diesen Bedingungen Stellung zu nehmen.« Dieser Leitspruch ließ ihn die qualvolle Zeit überleben, wie auch sein Glaube, den Schrecken überstehen zu können. So stellte er sich in den dunkelsten Stunden bildlich vor, nach seiner Befreiung Vorträge zu halten, in denen er Menschen auf der ganzen Welt Mut machen wollte, wie man auch aus schwierigsten Umständen herausfinden könnte und welche Bedeutung Versöhnung und Sinn hätten. Seine tiefste Überzeugung war es, dass Leben unter allen Umständen sinnvoll ist, sei es durch Gestalten einer Situation oder auch das tapfere Ertragen von Unabänderlichkeiten. Nach seiner Befreiung und der entsetzlichen Nachricht, dass seine Familienmitglieder in Konzentrationslagern ums Leben gekommen waren,

verfasste er das weltbekannte Buch: »... trotzdem Ja zum Leben sagen. Ein Psychologe erlebt das Konzentrationslager.« Es wurde ein Millionen-Bestseller, der bis heute Menschen berührt, inspiriert, Mut macht und die Freiheit der eigenen Sichtweise – selbst unter kaum vorstellbar schwierigen Umständen – aufzeigt.

Als Psychologie-Studentin hatte ich noch das Glück, ihn persönlich bei seinen mitreißenden Vorträgen zu hören. Und so ist mir eine nette Geschichte, in der er von seiner Methode im Umgang mit Angstpatienten erzählte, gut in Erinnerung. Er empfahl ihnen, sich von dieser Angst zu distanzieren, sie als nur einen Teil ihrer Persönlichkeit zu betrachten und wie einen Hund Gassi zu führen. Patienten, die Sorge hatten, außerhalb ihrer eigenen Wände einen Angstanfall zu erleiden, gab er den Rat, genau mit diesen Horrorvorstellungen außer Haus zu gehen und sich das Schlimmstmögliche vorzustellen. Sich selbst auf dem Boden liegend, die Rettung und viele Menschen um sich – und sich zu denken: »Juchhu, so ein Spektakel, und ich bin der Mittelpunkt.«

Mit seiner besonderen Gabe des befreienden Humors konnte er vielen Betroffenen mit derartigen Einstellungsänderungen helfen. Und so können es auch Sie machen. Nehmen Sie dem vermeintlichen Angstmonster den Wind aus den Segeln, indem Sie ihm eine Gestalt geben und es enttarnen. Man kann sich *Adalbert Angst* auf vielerlei Arten vorstellen. Für manche ist es der Hund von Frankl, für andere eine finster aussehende Gestalt oder eben auch die Vorstellung eines gruselig aussehenden Ungeheuers. Sie werden feststellen, dass außer Irreführungen nichts Schreckliches dahinterliegt. Wahrscheinlich fürchten Sie sich zu Halloween auch nicht vor herumlaufenden kleinen Monstergestalten, da Sie wissen, dass es tatsächlich nur Knirpse im Volksschulalter sind.

Gestatten Sie also dem bisher gefürchteten Angstmonster, Sie auf Ihrem nächsten Flug zu begleiten. Es darf sogar neben Ihnen sitzen oder auf Ihrem Schoß. Sie wissen aus vielen unangenehmen Begegnungen mit ihm, wie es sich verhalten wird. Es wird sich aufplustern und Ihnen die fürchterlichsten Dinge einreden wollen. Sätze wie: *»Ich werde das nicht aushalten. Es fühlt sich schrecklich an. Mein Herz klopft wie verrückt. Vielleicht werde ich sogar verrückt. Wir könnten abstürzen. Ich bekomme zu wenig Luft. Ich muss hier raus …«*

Aus vielen leidvollen Erfahrungen kennen Sie schon diese Katastrophengedanken. Doch diesmal drehen Sie den Spieß um. Sie akzeptieren zunächst das Schreckmonster und alle Gefühle, die es auslösen könnte. Es gibt dabei allerdings eine wichtige Unterscheidung.

- Glauben Sie keinem dieser *Angstgedanken.* So wie Sie es im Kapitel »Vom Umgang mit Schreckgedanken« gelesen haben.
- Doch lassen Sie die dazugehörigen *Angstgefühle* und *körperlichen Reaktionen* zu.

Sie werden feststellen, dass die Aufdeckung der Lügengedanken, mit denen Sie das Furchtungeheuer gruseln wollte, es immer weiter schrumpfen lässt. Bisher hatte es sich vom Schrecken, den es bei Ihnen ausgelöst hat, ernährt und wurde dadurch mächtig. Verderben Sie ihm den Spaß, indem Sie es neben sich setzen. Es wird aushungern und seine Macht verlieren. Probieren Sie es einmal spielerisch, und finden Sie einen leichteren und besseren Umgang mit dem Angstmonster als bisher. Der Versuch lohnt sich.

Ähnlich hat es auch Martina erlebt, die jetzt plötzlich wieder vor mir steht, ihren Angstmonster-Stoffhund fest an sich gedrückt. Freudestrahlend berichtet sie, gerade einige Zeit im hinteren Teil der Kabine direkt am Fenster gesessen zu sein. Bis vor ein paar Stunden wäre das für sie noch ein unvorstellbarer Gedanke gewesen. Konnte sie doch auf ihren bisherigen Flügen nur angespannt und reglos auf einem Gangplatz verharren. Jeden ihrer Sitznachbarn, der sie bat, sich kurz vom Platz zu bewegen, hätte sie am liebsten zum Mond geschossen. »Keinesfalls aus dem Fenster schauen« – das war ihr Flugmotto. Die Höhe, die Instabilität, das Nicht-hinaus-Können, all das waren für sie furchterregende Vorstellungen.

Auch am heutigen Flug war sie zuerst am Gangplatz gesessen. Diesmal jedoch in Begleitung ihres kuscheligen Angstungeheuers, das sie zum Fliegen mitgenommen hatte. Auf dem Rückflug wurde Sammy jedoch immer kleinlauter, denn diesmal bestimmte Martina die Marschroute. Ohne viel anzukündigen, entschloss sie sich, erstmals in ihrem Leben einen Fenstersitz zu probieren und mehrere tausend Meter hinunterzuschauen. Und das Ganze nicht vorne, im etwas geräumigeren Teil des Flugzeuges, sondern in einer der letzten Reihen. Sie wollte das alleine probieren, nur in Begleitung von Sammy. Sehr erstaunt hatte sie festgestellt, dass nichts passierte. »Jetzt pack ich das«, hatte sie gedacht, »wenn alle anderen beim Fenster sitzen, kann ich das auch.«

Sammy wurde immer leiser, und Martinas Augen immer größer. Wie schön der Ausblick von oben doch war, die Wolken und der riesengroße blaue Himmel. Und wie frei sie sich plötzlich fühlte. War nicht auch der Gesichtsausdruck von Sammy plötzlich anders? Nicht mehr grimmig, sondern auch verschmitzt. Das Angstmonster hatte seinen Schrecken verloren und Martina ihre Freiheit wiedererlangt.

Was haben Spams, Stoppschilder, Fenster und Mülltonnen gemeinsam?

»Komische Frage«, werden Sie wahrscheinlich denken. Aha, zwei Begriffe beginnen mit S, aber dazu passt kein F. Stoppschilder, Fenster und Mülltonnen sieht man auf der Straße – aber was hat das mit Spam-Mails zu tun? Ich möchte Sie mit der Auflösung nicht lange beschäftigen. Alle Begriffe sind Gleichnisse für den richtigen Umgang mit destruktiven Gedanken dar.

Sie haben nun schon die Methoden des kognitiven Umstrukturierens kennengelernt und verschiedene Metaphern, wie die eines Angstmonsters. Egal, ob man die Umformung der verzerrten Gedanken eher sachlich angeht oder seiner Fantasie freien Lauf lässt, indem man Ängsten eine Gestalt gibt, es geht im ersten Schritt immer darum, den Wahrheitsgehalt der Befürchtungen zu überprüfen, um sie dann in den Müll-Container der »Fake-News« zu befördern.

Welche der bisherigen oder folgenden Angstbewältigungsmethoden Sie einsetzen wollen, bleibt Ihnen überlassen. Es ist Ihr ganz persönliches, gut gefülltes Werkzeugköfferchen, das Sie bald besitzen werden. Sie alleine entscheiden dann, welche Instrumente Ihnen gut in der Hand liegen, und welche Sie verwenden möchten. Auf den folgenden Seiten kommen nun einige neue dazu.

Löschen Sie »Spam-Gedanken«

Man checkt seine Mails und stellt fest, dass es trotz der besten Filter auch immer eine mehr oder weniger große Menge an Spam-Mails gibt. Teilweise klingen diese täuschend echt, doch mit der Zeit entlarvt man meistens alle unsinnigen Nachrichten und löscht sie gleich noch ungelesen. Genauso sollte man mit angsterzeugenden Gedanken verfahren: die unwahren, schreckauslösenden Kognitionen konsequent löschen.

Anfangs gehört Geduld und Ausdauer dazu, doch mit der Zeit werden Sie feststellen, dass es immer besser gelingt, sich Befürchtungen als Werbe- oder betrügerische Mails vorzustellen, die man gar nicht erst liest. Im Anschluss an das gedankliche Löschen ist es hilfreich, schnell davon wegzukommen.

Dazu eignen sich Techniken, wie sich etwas Schönes vorstellen, zum Beispiel ein wohltuendes Bild aus der Natur. Das könnten ein prächtig blühender Kirschbaum oder kleine Schäfchenwolken am Himmel sein, schneebedeckte Berggipfel, ein kristallklarer See oder eine Vielzahl leuchtender Sterne am dunklen Nachthimmel.

Sie können auch sofort mit einigen bewusst eingesetzten beruhigenden Atemzügen beginnen oder andere in diesem Buch vorgestellte Strategien einsetzen. Es geht immer um Ihren Entschluss, sich nicht länger von peinigenden Gedanken quälen zu lassen und entschlossen dagegen vorzugehen.

Das Gedanken-Stoppschild

Eine höchst effektive und gut bewährte Bewältigungsmöglichkeit ist die Gedankenstopp-Methode. Sie eignet sich für alle Arten belastender Gedanken, seien diese ängstlicher, besorgter, grübelnder oder sonstiger Natur.

Vereinbaren Sie im Vorfeld einen definierten Zeitraum, in dem sie konsequent alle unangenehmen Gedanken stoppen. Am besten ist es, diese Technik in den Alltag zu integrieren und regelmäßig für ein paar Minuten anzuwenden. Merken Sie anfangs möglicherweise noch ein schnelles gedankliches Abgleiten, so werden die Zeitspannen, in denen es gelingt, unangenehme Gedanken nicht zuzulassen, länger.

Die Aufgabe liegt darin, belastende Gedanken sofort als solche zu identifizieren. Daraufhin sagen Sie vorzugsweise laut oder auch leise »Stopp!« und unterbrechen das Grübeln. Der Befehl soll klar erfolgen und mit der Vorstellung eines Stoppschildes verbunden sein. Man kann dies noch verstärken, indem man sich leicht in den Arm zwickt, um die automatische Gedankenkette bewusst zu unterbrechen. Im Anschluss ist es wichtig, die Gedanken in eine andere Richtung zu lenken. Wie bei allen Angstbewältigungsstrategien gibt es auch dafür mehrere Möglichkeiten, und es ist am besten, die persönlich angenehmste Variante zu finden.

Sehr einfach sind beispielsweise einige bewusst und entspannt genommene Atemzüge. Einatmen und eine Spur länger ausatmen. Und dabei spüren, wie sich die Bauchdecke hebt und senkt – und einige Momente so zu verweilen.

Sollten weiterhin belastende Gedanken auftreten, ist es günstig, diese zwar wahrzunehmen, aber sie gleich wieder weiterziehen zu lassen. Und dann wohltuend weiterzuatmen oder eine andere hilfreiche Vorstellung, wie beispielsweise das Lieblingsmotiv eines schönen Urlaubsorts, einzusetzen.

Auch die Aufmerksamkeit nach außen zu richten und bewusst eine noch offene Tätigkeit fertigzustellen, kann hilfreich sein. Vielleicht auch, ein Telefongespräch zu führen, sich einen Podcast anzuhören oder etwas anderes zu erledigen.

Seien Sie experimentierfreudig und suchen Sie die für Sie angenehmste Methode, um nach dem Stoppsignal die Gedankenkette zu unterbrechen.

Auch bei diesem Weg lohnt sich regelmäßiges Wiederholen im Alltag. Anfangs kann das ein kurzer, definierter Zeitraum sein, der stetig gesteigert werden sollte. Beginnen Sie mit täglich fünf Minuten Grübel-Stopp und steigern Sie die Zeitspanne je nach Möglichkeit und Fortschritt. So ist diese Strategie im Bedarfsfall eine gute Hilfe gegen lästige besorgniserregende Gedanken und jederzeit gut anwendbar.

Öffnen Sie ein Fenster

Es gibt zahllose Möglichkeiten, sich von unangenehmen Gedanken zu trennen. Ihrer Fantasie sind dabei keine Grenzen gesetzt, und es lohnt sich, ganz persönliche Vorstellungen, Gedanken und Bilder zu finden.

Eine dieser Varianten ist die Idee, imaginär ein Fenster zu öffnen und aufkommende Angstgedanken hinausziehen zu lassen. So wie man in der Realität stickige Luft durch ein Fenster abziehen lässt, ist das in der Vorstellung mit schlechten Gedanken möglich. Sollte Ihnen die tatsächliche Handlung lieber sein als die bildliche, so können Sie unangenehme Gedanken symbolisch auch aus tatsächlich offenen Fenstern abziehen lassen.

Bevor Sie nun Sorge haben, dieser Tipp könnte keine geeignete Bewältigungsmethode während des Fluges darstellen, kann ich Sie beruhigen. Dort ist selbstverständlich die Fantasie-Variante das Mittel der Wahl. Das tatsächliche Fenster-Öffnen im Reiseflug wäre ja gar nicht möglich.

Probieren Sie auch diese Technik schon zu Hause aus und lassen Sie sich überraschen, wie gut das funktionieren kann. Sich dafür ein bisschen Zeit zu nehmen, lohnt sich.

Die Mülltonne

Ist es sinnvoll, um Mitternacht, auf dem Heimweg nach einem netten Abend mit Freunden auf einer kleinen, schlecht beleuchteten Straße Angst zu haben? Vor allem, wenn man in der engen, menschenleeren Gasse Schritte hinter sich hört? Ja, natürlich! Unser Gehör ist ein guter Freund, der das erste Signal ans Gehirn liefert, unseren inneren Alarmmodus anzuwerfen. Der Herzschlag wird schneller, auch die Atmung und alle Muskeln sind angespannt, um blitzschnell reagieren zu können. Wir würden im Bedrohungsfall weglaufen, vielleicht schreien, und die Angst würde all diese Reaktionen in Sekundenschnelle automatisch ablaufen lassen.

Nun zur anderen Variante. Helfen uns Angstgefühle – und vor allem, sind sie angebracht –, wenn wir im Flugzeug sitzen? Vielleicht gibt es die Befürchtung, nicht schnell genug hinauszukommen und den Flug nicht durchstehen zu können? Oder die Vorstellung, die Turbulenzen könnten das Flugzeug zum Absturz bringen? Ein klares »Nein!« ist die logische Antwort, die Sie nach allen bisher gelesenen Erklärungen aus Überzeugung sagen können. Immer wieder »Nein!« zu allen falschen, schreckauslösenden Gedanken und Vorstellungen.

Es gibt noch eine weitere Möglichkeit, diesen Gedanken-Mist loszuwerden. Nämlich die Vorstellung, ihn in eine Mülltonne zu werfen. Heute, morgen, nächste Woche oder auch mehrmals täglich. Wann immer Sie kurz Zeit haben, stellen Sie sich vor, verschmutzte Gedanken wegzuwerfen und den Deckel zu schließen. Demnächst wird alles von der Müllentsorgung abgeholt. Trennen Sie sich bewusst davon und halten Sie auch gedanklich alles sauber, so wie Sie es wahrscheinlich auch in Ihrem Haushalt gewohnt sind. Wenn Sie möchten, können Sie angsterzeugende Gedanken auch aufschreiben und die Zettel danach in die Altpapiertonne werfen.

Experimentieren Sie, welche der angeführten kognitiven Methoden Ihnen am besten liegt. Meistens findet man eine Lieblingsvorstellung, die man im Bedarfsfall schnell einsetzen kann. Manchmal ist es auch hilfreich, mehrere Techniken zu beherrschen und je nach Gegebenheit anwenden zu können. Je öfter Sie eine oder mehrere Praktiken üben, desto leichter können solche Vorstellungsbilder ihre Wirkung zeigen.

Froh zu sein bedarf es wenig

Es ist heiß. Gerade noch erträglich, aber schon heiß. Manfred tupft sich vorsichtig den Schweiß vom Gesicht. Nina fächert sich mit ihrer Bordkarte Luft zu. Die Aircondition läuft mit surrenden Geräuschen, doch spürbar zu schwach, um mehr Abkühlung zu bringen. Ein paar Meter unter uns am Boden herrscht hektisches Treiben, etliche Fahrzeuge, Busse und Tankwagen sind zu sehen.

Wir stehen am Flugfeld und warten auf das Wegrollen. Weshalb dauert das so lang? Der Pilot meldet sich, wir haben erst in 15 Minuten unseren Slot zum Starten. Er entschuldigt sich für die Verspätung, aber viele Flieger wollen alle gerade jetzt in die Luft, an diesem warmen Juni-Abend. Die Flugbegleiter wirbeln durch die Kabine, und ihre freundlichen Gesichter muntern uns auf. So zu tun, als wäre die Anspannung unserer kleinen Gruppe nicht spürbar, wäre eine starke Untertreibung. Gerade die letzten Minuten vor dem Start sind meistens die nervenaufreibendsten – und dazu kommt heute noch das lange Warten. Wir sind angeschnallt, und so sehe ich nicht all meine Schützlinge, doch mit einigen Kopfverdrehungen gelingt es ganz gut, den Kontakt zu ihnen zu halten. Immer wieder hört man von irgendwo »Ping«, »Ping-Pong« und andere Flugzeuggeräusche.

Es ist still, und ich beobachte, dass die meisten in unserer Gruppe konzentriert atmen, und oft liegen ihre Hände dabei am Bauch, so wie sie es gelernt haben. Die Zeit scheint nicht zu vergehen, Geduld ist angesagt. »Nun kann es ja nicht mehr lange dauern«, spreche auch ich mir gut zu, denn ich möchte meine Teilnehmer gerne bald von ihrer Anspannung erlöst wissen.

Die Ruhe endet plötzlich. »Froh zu sein bedarf es wenig, und wer froh ist, ist ein König.« Laut und wohlklingend ist dieses Kinderlied hörbar, und viele Köpfe drehen sich nach dem Sänger um. Es ist Sascha, der in den letzten Tagen schon öfter für gute Stimmung gesorgt hat. Er hat sich nicht leichtgetan, ins Flugzeug einzusteigen, doch sein »Galgenhumor« hat ihm dabei geholfen. Und nun hilft er seinen Kurskollegen und setzt eine Technik ein, die ich zuvor erklärt hatte.

Auch wenn es seltsam klingen mag, so ist Singen ein wirksames Mittel, um unangenehme Gefühle schnell wieder fortziehen zu lassen. Es ist nämlich kaum möglich, gleichzeitig zu singen und dabei Angst zu empfinden.

Da lautes Singen in Gegenwart unbekannter Personen in unserem Kulturkreis nicht alltäglich ist, kann man sich auch helfen, indem man nur gedanklich singt. Das funktioniert meistens erstaunlich gut, und man kann, solange man möchte, bei derselben Melodie bleiben. Auch ein Kinderlied wie »Alle meine Entchen« oder das von Sascha vorgetragene »Froh zu sein« gleicht einem meditativen Mantra, das Konzentration erfordert und so die Aufmerksamkeit von störenden Furchtgedanken abzieht.

Ich lächle Sascha zustimmend zu, und er wiederholt den Refrain. Immer mehr schmunzelnde Gesichter sind zu sehen, es gibt etliche Daumen-hoch-Zeichen. Plötzlich stimmt auch Nina ins Lied ein und nach und nach alle anderen. Der Bann ist gebrochen, die Spannung fällt ab, und wir singen noch einige Durchgänge des »Froh zu sein bedarf es wenig.« Auch die anderen Passagiere lächeln – und plötzlich sind wir in der Luft. Ein fröhlich verbrachter Start hat Ängste abgeworfen und führt uns in zwei gut durchlebte Flüge.

Sascha hat mit seinem Mut, das Lied laut anzustimmen, nicht nur sich, sondern auch seinen Kollegen gut geholfen. Und uns allen einen unvergesslichen Eindruck hinterlassen.

Ihr persönlicher Power-Satz

Gerne möchte ich Ihnen einen weiteren Trick verraten, den viele erfolgreiche Menschen in verschiedenen Berufsfeldern nützen. Eine gut bewährte Methode für Personen im Spitzensport, in der Wirtschaft und in Führungsetagen ist die Wahl eines persönlichen Motivationssatzes, der vor wichtigen Situationen memoriert oder laut gesagt wird. Auch für die Bewältigung aller Arten von schwierigen Gegebenheiten ist solch ein Satz oder Motto eine hilfreiche Stütze.

Aufbauende Formulierungen können in heiklen Momenten wie ein Mantra wiederholt und als Mutmacher bei der Überwindung von Angst eingesetzt werden. Auch eignet sich der stärkende persönliche Slogan im Anschluss an die Technik des Gedankenstopps, da er hilft, schnell von wiederkehrenden beängstigenden Gedanken wegzuführen.

Es kann daher sehr hilfreich sein, sich eine persönliche und stimmige Formulierung zu überlegen, die ermutigend klingt und mit der man sich einigermaßen gut identifizieren kann. Denn es hätte wenig Sinn, gebetsmühlenartig »Fliegen ist schön« zu wiederholen, wenn man diesem Gefühl selbst so gar nicht glauben kann. Es gilt also, die richtige Balance zwischen individuell passenden Formulierungen und einer darin verpackten optimistischen Botschaft zu finden, die gerade noch denkbar ist.

Als bestes und weltweit viel beachtetes Beispiel dient hierfür der Ausspruch: »Yes we can« von Barack Obama im Zuge seiner Antrittsrede vor mehr als 100.000 Menschen nach seinem Wahlsieg 2008. Dieser Slogan inspirierte nicht nur halb Amerika, sondern auch Menschen in anderen Erdteilen. Jedenfalls war es ein hervorragender Leitspruch und der Motor für eine optimistische Aufbruchsstimmung. Positiv, kurz, knackig und viel Zuversicht vermittelnd.

Auch meine Klienten finden immer wieder gut einsetzbare und individuell stärkende Sätze, die ich hier auszugsweise als Impuls für individuelle Formulierungen weitergebe.

- »Ich kann das!«
- »Ich kann vertrauen!«
- »Das Flugzeug ist zum Fliegen da.«
- »Jedes Training macht mich stärker.«
- »Die Luft ist dicht und trägt uns.«

Vielleicht finden Sie bereits einen dieser Sätze passend, dann können Sie ihn gerne verwenden. Sollte »Ihr« Power-Satz noch nicht dabei sein, dann nehmen Sie sich etwas Zeit, um Ihr ganz persönliches Motto für den nächsten Flug zu finden. Wenn der Leitspruch ein gutes Gefühl auslöst und nicht vollkommen unrealistisch ist, muss er noch nicht exakt Ihrer tatsächlichen Sichtweise entsprechen, denn das Gehirn unterscheidet nicht zwischen wahren und unwahren Behauptungen. Sie können also ruhig etwas übertreiben: Wenn Sie sich vielleicht noch nicht stark wie ein Löwe fühlen, dürfen Sie trotzdem immer wieder »Ich bin stark« denken. Es reicht, zumindest ein bisschen glauben zu können, dass es auch einen starken Anteil in Ihnen gibt. Mit etwas Ausdauer und genügend Wiederholungen werden Sie feststellen, sich längerfristig tatsächlich dem gewünschten Gefühlszustand Schritt für Schritt anzunähern. Und auch kurzfristig können Gefühle von Stärke und Vertrauen einen kleinen Heiterkeits-Booster in Ihre Stimmung zaubern. Davon kann man schließlich nie genug haben.

Wenn Sie sich auf die Suche nach einem guten Motto begeben und sich dieses dann wiederholte Male vorsagen, so versuchen Sie, ein passendes, gutes Gefühl damit zu verknüpfen. Am besten auch ein Bild, denn dadurch bekommt der Slogan noch mehr Wirkung. Sehen Sie und glauben Sie an den erwünschten Endzustand. Alle hochwirksamen mentalen Trainingstechniken arbeiten mit der Kraft der Vorstellung und inneren Bildern.

EINFACH UND HOCHWIRKSAM

Die hilfreiche Atmung

Atmen ist wichtig. Atmen ist sogar überlebenswichtig. Ja, das wissen wir. Was aber hat es mit dem Zusammenhang von Atmen und Angst auf sich? Es ist leicht zu erklären. Der Atem ist ein mächtiger Verbündeter bei der Überwindung von Unruhe, Furcht und Panik. Ganz unbewusst wird von den meisten Menschen in Alltagssituationen zu flach geatmet. So kann die Luft nicht bis in den Bauchraum, sondern nur bis in den Brustkorb gelangen. Normalerweise führt das zu keinen Beschwerden, und wir kommen gut damit zurecht. In Anspannungssituationen ist diese Flachatmung jedoch ein Angstverstärker. Ganz schnell gerät man dadurch in einen Kreislauf von schneller Atmung, körperlichen Unruhesymptomen und damit einhergehend beängstigenden »Katastrophengedanken«.

Eine einfache Lösung bieten Atemübungen, die nicht nur den Körper, sondern auch das vegetative Nervensystem schnell beruhigen. Dabei geht es vor allem um bewusstes, ruhiges Atmen bis hinunter in den Bauchraum. Das erfordert nur eine kurze Einübungszeit, die sich vielfach belohnt macht.

Am besten ist es, sich in entspannter Sitzposition einige Minuten Zeit zu nehmen, die Hände auf den Bauchnabel zu legen und bei jedem Atemzug zu spüren, wie sich die Bauchdecke beim Einatmen hebt und beim Ausatmen senkt. Um die gefühlte Wahrnehmung der Bauchatmung zu verstärken, hilft vielen die Vorstellung eines Luftballons, der beim Einatmen mit Luft gefüllt und bei der Ausatmung wieder ausgelassen wird.

Der Fokus sollte auf der längeren Ausatmung liegen. Einatmen funktioniert nämlich von Natur aus leichter, deshalb braucht es auch nicht zusätzlich gefördert zu werden. Der entspannende Teil beruht jedoch auf der Ausatmung. Sie haben dieses Phänomen sicher schon beobachtet, wenn Sie erschreckt wurden. Unwillkürlich hält man dabei kurz die Luft an. Die ganze Spannung fällt erst beim langen Ausatmen wieder richtig ab. Um diesen Effekt zu fördern, ist eine kurze Atempause nach dem Ausatmen empfehlenswert. Die Luft kann beim Ausatmen aus dem leicht geöffneten Mund ausströmen. Wenn Sie die Lippen jedoch lieber geschlossen lassen, ist das auch kein Hindernis. Nur eingeatmet sollte auf jeden Fall durch die Nase werden.

Zum Erlernen des hilfreichen Atemmusters sind ein wenig Zeit und eine ruhige Umgebung günstig. Gönnen Sie sich – auch wenn Sie schon Atem-Profi sind – regelmäßig diese paar Minuten Verwöhnzeit, denn dann sind gute Entspannungseffekte unmittelbar spürbar.

Übung Atmung to go:

- Bequeme Sitzposition und geschlossene Augen.
- Hände über dem Bauchnabel. Beim Einatmen hebt und beim Ausatmen senkt sich die Bauchdecke. Der zunächst »aufgeblasene Luftballon« wird vollständig ausgelassen.
- Durch die Nase einatmen und läääнger ausatmen (je nach Wohlgefühl durch den leicht geöffneten oder bei geschlossenem Mund durch die Nase).
- Eine kurze Atempause nach dem Ausatmen verstärkt den Effekt.
- 10 Durchgänge oder mehr.

Sollten während der Übung ablenkende Gedanken auftauchen, so ist das normal, und Sie können diese gelassen akzeptieren. Selbst buddhistische Zen-Mönche brauchen oft jahrelange Praxis, um anhaltende Gedankenfreiheit zu erreichen. Betrachten Sie wiederkehrende Gedanken beim Atmen oder bei sonstigen meditativen Techniken nicht als Misserfolg, sondern als Bestätigung Ihrer Achtsamkeit, dass Sie diese überhaupt bemerken und nicht mehr dem automatisch ablaufenden Gedanken-Wirrwarr ausgesetzt sind.

Eine Möglichkeit, im Moment nicht benötigte Gedanken beiseitezustellen und sich wieder der Atmung zuzuwenden, ist die Vorstellung kleiner Wölkchen am Himmel, die vorüberziehen. Bleiben Sie einige Minuten konsequent mit Ihrer Aufmerksamkeit bei der Atmung, und Sie werden feststellen, dass die Konzentration darauf immer leichter möglich sein wird.

Zur Unterstützung der Konzentration auf die Atmung gibt es verschiedene Möglichkeiten.

Zählen (gedanklich)

- Bei jedem Atemzug von 1–10 mitzählen.
- Einatmen: »1«, Ausatmen: laaange »2«.
- Einatmen: »3«, Ausatmen: laaange »4«.

  – … bis »10« und wieder bei »1« beginnen.

Worte (gedanklich)

- Einatmen: »Atmen«
- Ausatmen: »Ruuuhiig«

Wenn Ihnen die Konzentrationshilfen guttun, dann experimentieren Sie nach Lust und Laune und finden Sie die für Sie am besten passenden Worte. Nach einigen Tagen der Übung werden Sie die kinderleichte Atemtechnik immer besser beherrschen und wann immer Sie wollen schnell einsetzen können. Kehren Sie dann, vor allem in angstbesetzten Lagen, konsequent mit Ihrer Aufmerksamkeit zur hilfreichen Bauchatmung zurück. Damit haben Sie viel zur Erreichung Ihres Wohlbefindens beigetragen. Sowohl das Wissen wie auch die Erfahrung, dass Angst immer wieder weggeatmet werden kann, ist in Akutsituationen sehr beruhigend. Denken Sie dabei zuerst bewusst an die gerade aktuelle Angst und stellen Sie sich beim Ausatmen vor, wie Sie diese abfließen lassen. Mit jedem Atemzug atmen Sie Spannung und Angst aus. Fühlen Sie dann die einsetzende Entspannung in Ihrem Körper.

Bei der therapeutischen Begleitung von Betroffenen in Angstsituationen sind Atemübungen das erste Akutmittel der Wahl. Sie sind förmlich eine Wunderwaffe, der es sogar gelingt, Panikattacken in die Flucht zu schlagen. Diese friedliche Kanone ermöglicht es leidgeplagten Angstpatienten, sich nicht von unangenehmen Gefühlen überwältigen zu lassen.

Ich empfehle die konsequente und lange genug durchgeführte Bauchatmung auch allen Passagieren, die Bedenken haben, die Dauer von Langstreckenflügen nicht ohne quälende Furcht überstehen zu können. Schon der feste Entschluss, den Fokus auch über mehrere Stunden konsequent auf die hilfreiche Atmung zu richten, bewirkt Erleichterung und führt aus Gefühlen der vermeintlichen Hilflosigkeit heraus.

Ein gutes Beispiel ist Lisa, die mit Atem- und Entspannungstechniken einen großen Erfolg über ihre lästige Flugangst erzielen konnte.

Entspannte Muskeln – Entspannter Geist

Lisa, eine toughe und erfolgreiche 30-jährige Frau, bat mich um eine »Blitz-Unterweisung« in Sachen Flugangst, da sie viel zu lange gezögert hatte, etwas dagegen zu tun. Und nun stand ein zehntägiger beruflicher Aufenthalt in den USA bevor, bei dem sie auch mehrere Inlandsflüge unternehmen musste.

Etwas abgehetzt, saß sie bei mir in der Praxis und wirkte verzagt. Ja, sie wusste, dass sie schon viel früher hätte kommen sollen, doch es gab immer wieder zu viel zu tun, und sie war ja schon öfter geflogen, aber niemals gerne. Und vor allem waren es immer kurze Flüge gewesen, das war noch irgendwie möglich. Doch nun *Laaaangstrecke* – so sprach sie es förmlich aus –, eine schreckerzeugende Vorstellung.

Sie hatte nicht mehr viel Zeit bis zum kommenden Flug, und daher konzentrierten wir uns hauptsächlich auf ihre Atmung und auf Fertigkeiten, um übergroße Anspannung gezielt zu lösen. Nachdem wir gemeinsam die richtige Atemtechnik geübt hatten, vermittelte ich ihr auch eine leicht zu erlernende und wirksame Entspannungsmethode.

Jedes Spannungsgefühl, wie Angst oder Stress, geht immer auch mit muskulärer Spannung einher. Dieses automatisch ablaufende Programm ist unser evolutionär mitgebrachter Schutzmechanismus, der uns in Bruchteilen von Sekunden vor Säbelzahntigern oder schnell fahrenden Elektro-Scootern am Gehsteig flüchten lässt. Wie gut, dass wir uns darauf verlassen können.

Darüber hinaus sind wir als denkende Wesen auch in der Lage, zwischen tatsächlichen und vermeintlichen Gefahren unterscheiden zu können. Herzklopfen, wenn wir uns gerade noch vor dem Scooter in Sicherheit bringen konnten, ist wunderbar. Beim Anstellen am Flughafen-Gate ist es hingegen nicht notwendig. Dort oder in anderen sicheren Lagen sollten wir irrtümlich auftretende Angstsignale in die Schranken weisen und auf diesem Weg auch psychische Entspannung herstellen. Das vegetative Nervensystem wird beruhigt, und sogar normalerweise nicht willentlich beeinflussbare Körperfunktionen, wie unser Herz-Kreislaufsystem oder die Hirnstromaktivität, kommen wieder ins Gleichgewicht.

Doch es gibt noch weitere Vorteile, die das Beherrschen einer Entspannungstechnik attraktiv machen. Denn Angst und Entspannung sind wie Tag und Nacht und können nicht gleichzeitig existieren. Das Prinzip funktioniert auf Basis der reziproken Hemmung. Joseph Wolpe, Psychiater und Pionier der Verhaltenstherapie, nützte diese Betrachtung in der Behandlung von Phobien und legte zuerst einmal den Schwerpunkt auf die Vermittlung von Entspannungsübungen. Erst wenn diese erlernt waren, sollten sich seine Patienten anfangs entweder in der Vorstellung oder auch gleich in der Realität der angstbesetzten Situation stellen.

Der grandiose Nebeneffekt, der vor allem Menschen hilft, die sich schwertun, Kontrolle abzugeben, ist das Hinauskommen aus peinigenden Gefühlen der Hilflosigkeit und des Ausgeliefertseins. Natürlich gibt es im Leben immer Umstände, die man nicht selbst beeinflussen kann. Möglich ist aber trotzdem die Kontrolle über den Spannungszustand des eigenen Körpers. Es ist ähnlich wie mit unserer Gedankenfreiheit. Wir entscheiden selbstbestimmt, was wir denken, und genauso gut, wie ruhig oder hektisch wir uns körperlich fühlen. Ob wir uns nun in verschiedenen Situationen hilflos wie ein Häufchen Elend erleben oder selbst über Gedanken und unseren physiologischen Spannungslevel entscheiden, können ganz alleine wir bestimmen.

Es gibt verschiedene Entspannungstechniken, und welche man anwenden möchte, bleibt der individuellen Vorliebe überlassen. Ein »Klassiker«, weil schnell erlernbar, gut erprobt und hoch effizient, ist die »Progressive Muskelentspannung«.

Edmund Jacobson, ein Mediziner an der Harvard-Universität, entwickelte diese revolutionäre Methode vor fast 100 Jahren. Sie wird bis heute mit Erfolg praktiziert, was wohl einiges über ihre gut untersuchte Wirksamkeit und Qualität aussagt. Oft sind es einfache Zusammenhänge, die viel bewirken können. Zuerst müssen sie aber einmal entdeckt werden, und das gelang Jacobson. Man kann den Zusammenhang zwischen muskulärer und psychischer Spannung auch im Selbstversuch beobachten. Begibt man sich, so wie vor dem Einschlafen, zur Ruhe, entspannen sich die Muskeln. Und genau gleich funktioniert es in die andere Richtung. Ist man nervös und aufgeregt, sind automatisch auch die Muskeln angespannt, selbst wenn wir das gar nicht bemerken. Erst bei einer wohltuenden Massage hören wir von unserem Masseur, an welchen Körperstellen sich überall Anspannung breitgemacht hat.

Jacobson stellte genialerweise fest, dass wir nur kurze Zeit unsere Muskeln gezielt anzuspannen brauchen, um sie unmittelbar darauf wieder zu entspannen. Das reicht aus, um dem Gehirn Stress-Entwarnung zu senden. Es bemerkt sofort die Entspannung der Muskulatur und reagiert unmittelbar mit der Drosselung von Stresshormonen, wie Adrenalin und Noradrenalin. Zusätzlich verringert sich die Herzfrequenz, die Durchblutung wird angeregt, und die Atmung verlangsamt sich. Sogar die Hirnstromaktivität verändert sich zugunsten einer Zunahme von Alpha-Wellen, die einen entspannten Zustand kennzeichnen.

Es handelt sich somit um eine einfache Technik mit verblüffender Wirkung, die ich nun Lisa erklärte.

Durchführung der Übungen

- In bequemer Körperhaltung (sitzend oder liegend) die Augen schließen, den Körper wahrnehmen und mögliche Verspannungen beobachten.
- Die Aufmerksamkeit auf den Atem konzentrieren und in den Bauch atmen.
- Die einzelnen Muskelgruppen werden aufeinanderfolgend separat trainiert. Zuerst angespannt und dann gelockert.
- Eine Muskelgruppe maximal anspannen (deutlich spürbar, doch nicht schmerzhaft).
- Die Spannung für etwa 5 Sekunden halten und beobachten.
- Die Spannung abrupt lösen, lockerlassen und entspannen.
- Die Entspannung der Muskeln bewusst und längere Zeit wahrnehmen.
- Nach einer Nachspürphase von ca. 20 Sekunden zur nächsten Muskelgruppe übergehen.

Die Atmung braucht während der Anspannung nicht beachtet zu werden. Weder sollte der Atem krampfhaft angehalten, noch bewusst weitergeatmet werden. Erst in der Entspannungsphase ist wieder die Konzentration auf die Bauchatmung günstig.

Je nach zeitlichen Möglichkeiten gibt es Versionen, die mehr oder weniger viele Muskelgruppen einbeziehen. Eine mittellange Version, die ungefähr 15 Minuten dauert und bei der fünf große Muskelgruppen an- und entspannt werden, finden Sie nachfolgend.

Übungsanleitung

- *Arme*: Beide Arme anspannen, Fäuste machen – und lockerlassen.
- *Gesichtsmuskulatur*: Augen zupressen, Zähne aufeinanderbeißen, Lippen aufeinanderpressen – und lockerlassen.
- *Nacken- und Schultermuskulatur*: Schultern zu den Ohren heben, Kopf nach vorne beugen, Kinn zur Brust führen – und lockerlassen.
- *Rücken-, Bauch- und Beckenmuskulatur*: Schulterblätter gegen die Rückenlehne pressen, Bauch anspannen, Gesäßbacken zusammenpressen – und lockerlassen.
- *Beine*: Füße fest gegen den Boden drücken, Knie zusammenpressen – und lockerlassen.

Ich leitete Lisa an und empfahl ihr, noch vor ihrem Flug die Progressive Muskelrelaxation so oft wie möglich zu praktizieren. Denn die langfristige Wirkung beruht, wie bei allen Fertigkeiten, die man sich aneignet, auf regelmäßiger Übung. Erst so kann die entspannende Wirkung im Bedarfsfall schnell hergestellt werden. Gerade anfangs ist es wichtig, keine zu hohen Erwartungshaltungen bezüglich des Ausmaßes der Entspannung zu haben. Es reicht aus, den Unterschied zwischen angespannten und entspannten Muskeln zu fühlen. Mit der Zeit wächst dann das Maß der Entspannung immer weiter.

Am besten probieren Sie die Übungen vorerst anhand der kurzen Unterweisungen aus, um das Prinzip kennenzulernen. Versuchen Sie das einige Male, und vielleicht reichen die Instruktionen schon aus. Hätten Sie gerne noch zusätzliche Anweisungen, so gibt es eine Vielzahl an CDs, Videos und Apps, die zu Beginn der Übungen eine gute Möglichkeit darstellen, die Technik leicht zu erlernen.

Eine von mir angeleitete *Progressive Muskelentspannung* finden Sie auch auf meiner Homepage www.glücklichfliegen.at

Ultra-Kurzentspannung

Wenn es ganz schnell gehen soll, wie zum Beispiel am Gate oder kurz vor dem Start im Flugzeug, kann man eine »Blitzübung« einsetzen, die nur wenige Sekunden dauert. Sie eignet sich gut dazu, schnell und jederzeit Spannung abzubauen, und dadurch leicht in einen entspannten Atemrhythmus zu kommen.

Das Prinzip ist simpel und basiert darauf, gleichzeitig so viele Muskeln wie möglich auf einmal fest anzuspannen und nach einigen Sekunden abrupt zu lockern.

- Beide Beine fest auf den Boden stellen.
- Einatmen und dabei die Schultern zu den Ohren ziehen, Gesichtsmuskulatur anspannen, die Hände zu Fäusten ballen, den Bauch einziehen und die Gesäßmuskeln anspannen.
- Alle Muskeln fest anspannen und dann plötzlich loslassen.
- Danach bewusst und ruhig bis in den Bauchraum atmen.
- Die Übung mehrmals wiederholen.

Nach der Ultra-Kurzentspannung ist es erfahrungsgemäß leicht, noch einige Zeit bewusst die hilfreiche Bauchatmung anzuwenden.

Diese Vorgehensweise konnte schon vielen meiner Klienten gut und schnell helfen, und auch Lisa berichtete mir ähnliche Erfahrungen nach ihrem Aufenthalt in den USA.

Vorher nahm sie sich in den wenigen verbleibenden Tagen regelmäßig Zeit, um Atem- und Entspannungsübungen zu praktizieren. Sie musste sich die Zeit »abknabbern«, doch eine schnelle Hilfe, um alle Flüge gut zu meistern, war ihr so wichtig, dass es ihr gelang, täglich eine halbe Stunde zu üben. Sie stellte den Wecker eine Viertelstunde früher und trainierte ihre Atemübungen. Auch am Abend vor dem Schlafengehen nahm sie sich diese Zeit, um die Progressive Muskelentspannung zu erlernen. Nachdem sie dabei liegend sofort einschlief, verlegte sie die Übungszeit jeweils auf den früheren Abend und praktizierte die Übungen im Sitzen, um wach zu bleiben.

Den Tipp, im Sitzen zu üben, empfehle auch ich zum Erlernen der Technik. Sollte man allerdings abends vor dem Schlafengehen noch angespannt sein, so ist die Muskelrelaxation auch im Liegen gut geeignet, um bald geruhsam einzuschlafen.

Lisa war nach ihrer Rückkehr begeistert, als sie mir von ihren vielen Flügen berichtete. Und selbst ganz überrascht, wie gut ihr die neuen Fertigkeiten geholfen hatten. Nach ihrem Langstreckenflug, auf dem sie stundenlang nichts anderes machte, als richtig zu atmen und immer wieder die Ultra-Kurzentspannung anzuwenden, stieg sie erleichtert aus dem Flieger. Sie beschrieb, dass sie am Flug zwischendurch zwar Furcht empfunden hatte, aber jedes Mal sofort wieder zu den Übungen zurückgekehrt war. Ihr fester Wille und die Ausdauer, die sie auch im beruflichen Alltag oft brauchte, waren dabei sehr hilfreich. Nach ihrer Ankunft war sie zwar einigermaßen erschöpft, doch auch sehr zufrieden und erleichtert, den Flug gut bewältigt zu haben.

Der Clou folgte einige Tage später. Sie saß in einem amerikanischen Flugzeug und hatte ungefähr zwei Stunden zu fliegen. Um Unruhegefühle erst gar nicht aufkommen zu lassen, praktizierte sie wieder Atem- und Entspannungsübungen. Neben ihr saß ein sichtlich nervöser Passagier, mit dem sie ins Gespräch kam. Er erzählte ihr, dass er fürchterliche Flugangst habe, und fragte, welche seltsamen Bewegungen sie da mache. Lisa ging offen damit um und »outete« sich als seine Leidensgenossin, die erst unlängst eine Kurzintervention zur Bekämpfung von Flugangst absolviert hatte. David, ihr Sitznachbar, atmete auf. Erstens, weil er mit seinen Qualen nicht mehr alleine war, und auch, weil er sie bat, ihm schnellstmöglich diese Übungen zu erklären. Lisa war offensichtlich seine Rettung in letzter Minute. Und so begann sie, ihm Atemübungen und die Ultra-Kurzentspannung zu vermitteln. Den Rest des Fluges verbrachten sie gemeinsam atmend und muskelentspannend. Irgendwann verwandelte sich Angst in Heiterkeit, und auch David profitierte von den Entspannungstechniken. Beim Aussteigen umarmte er Lisa überschwänglich. Die beiden blieben in Kontakt, und Lisa war unglaublich verblüfft, als bekennender Flugangsthase jemand anderem gute Tipps zur Bekämpfung der eigenen Panik geben zu können. Sie erzählte die groteske Geschichte all ihren Freunden und ist noch immer stolz, in so kurzer Zeit mit viel Überwindung und Einsatz diesen beachtlichen Erfolg erreicht zu haben.

Musik macht alles leichter

»Musik und Rhythmus finden ihren Weg zu den geheimsten Plätzen der Seele.«

Platon

Kurz vor dem Ende ihres Berichts erwähnte Lisa noch, dass sie am Flug zwischen den Übungen gemeinsam mit David Musik gehört hatte.

In Kombination mit den anderen Methoden ist das eine weitere gute Möglichkeit, um Unruhe zu mildern, denn Musik kann durchaus angstreduzierend sein. Nachgewiesene Reaktionen auf Musik sind beispielsweise Beruhigung, Schmerzlinderung, Muskelentspannung und eine Verlangsamung der Atmung. Untersuchungen, die dazu durchgeführt wurden,[7] konnten positive Wirkungen bestimmter Songs auf das Beruhigungszentrum im Gehirn feststellen. Im Prinzip fand sich die Bestätigung dessen, was viele Menschen intuitiv wissen. Entspannende Musik ist eine Art natürliche Beruhigungspille in akustischer Form. Sie verändert Emotionen und kann gezielt für den Abbau von Stress und Angst eingesetzt werden. Der Musik-Streamingdienst Spotify erstellte eine Playlist mit den wirksamsten Titeln, und der Slogan »Adele gegen Flugangst« ging um die Welt. Sollten Sie sich davon angesprochen fühlen, so hören Sie sich die Titel an oder stellen Sie Ihre eigene Musikauswahl zusammen.

Musikalische Berieselung wird individuell allerdings sehr unterschiedlich empfunden. Können sich die einen ein Leben und somit auch Fliegen nicht ohne ihre Lieblingsmusik vorstellen, so werden andere durch Beschallung nur noch nervöser. Wie immer Sie dazu stehen, es ist wichtig zu be-

7 Vgl. Spelman, B. Private Therapy Clinic

rücksichtigen, dass Musik als Angstbewältigung nur begleitend und im Hintergrund genossen werden sollte. Sie als krampfhaften Ablenkungsversuch zu verwenden, um von der angstbesetzten Situation gedanklich flüchten zu können, würde alle anderen Strategien nutzlos machen. Die Aufmerksamkeit soll vorrangig im Jetzt und beim Zulassen der Angstgefühle sein. Erst durch die generelle Akzeptanz des Ihnen schon bekannten Angstmonsters kann dieses schrumpfen. Und dann greifen Sie in Ihr Werkzeugköfferchen und nehmen je nach Wunsch Strategien wie Atmung, Entspannung, kognitive Umbewertung, das gedankliche Stoppschild, die Mülltonne, das offene Fenster oder was immer Ihnen persönlich angenehm ist, zur Hand. Wenn Sie wollen, kann begleitend dazu auch entspannende Musik unterstützend sein, um zur Ruhe zu kommen.

Warum verstärken Rolltreppen und Förderbänder die Angst?

Haben Sie schon einmal eine Antilope mit Flugangst getroffen? Oder einen Leoparden, der unter Panikattacken leidet? Es mag viele Gründe geben, weshalb dieser Fall eher unwahrscheinlich ist. Einer davon könnte jedenfalls die Tatsache sein, dass Bewegung ein kleines Wundermittel gegen den Abbau von Anspannung und Angst ist.

Dass Sport gut gegen Angststörungen hilft, ist schon lange bekannt. In den letzten Jahren wurden viele Untersuchungen vorgenommen, wie z. B. an der Berliner Charité[8]. Genauso wie Bewegung gegen Depressionen hilft, verhält es sich mit dem Einfluss auf Angststörungen. In beiden Fällen weiß man, dass Sport eine ähnliche Wirkung wie die Ver-

8 Vgl. Feller, R. C. Die akut antipanische Wirkung von Sport

abreichung von Medikamenten erzielen kann. Körperliche Betätigung kann sowohl akut, also zum schnellen Abbau von Furcht, als auch einen langfristigen positiven Effekt auf die Bewältigung von Angststörungen ausüben. Schon kurze, regelmäßige Bewegungseinheiten sind Angstkiller und wirken gegen Gefühle von Anspannung und Unruhe.

Ganz allgemein ist Bewegung sowohl für unsere körperliche als auch psychische Gesundheit die beste Vorsorgemedizin. Körperlich aktive Menschen entwickeln weniger oft Angststörungen. Und wenn doch, so sind sie schneller in der Lage, diese zu überwinden.

Warum ist das so? Man weiß, dass Sport positive Auswirkungen auf biologische, muskuläre und hormonelle Vorgänge im Körper hat. Er fördert die Ausschüttung von Glückshormonen, hebt die Stimmung und verhilft zu besserem Schlaf. Gleichzeitig drosselt er die Ausschüttung von Stresshormonen – und das sogar sehr schnell. Genau diese Wirkung kann man gezielt nützen, um Furcht und Unruhe zu bekämpfen. Das funktioniert sowohl im Vorfeld als auch in der belastenden Lage rasch und gut.

Da Bewegung im Flugzeug nur moderat und sehr eingeschränkt möglich ist, ist es ratsam, diese schon im Vorfeld bewusst einzuplanen. Nehmen wir als fiktives Beispiel die Zwillingsbrüder Max und Moritz. Gemeinsam unternehmen sie ihre Maturareise. Sie sind noch nie geflogen und haben großen Respekt davor. Beide haben schon etliche Flugzeugkatastrophenfilme gesehen, und erst vor wenigen Tagen wurde in den Medien über einen Flugzeugabsturz berichtet.

Max spielt gerne Fußball, Tennis, geht klettern und manchmal schwimmen. Seine Hausaufgaben hat oft Moritz für ihn mit erledigt, denn Moritz ist der sesshaftere und zurückgezogene Typ. Ein bisschen rundlich und normalerweise entspannt und gelassen. Das Sportlichkeits-Gen der bewegungsfreudigen Mutter hat sich offensichtlich nur auf den schlanken, groß gewachsenen Max übertragen. Moritz liest lieber Bücher oder tippt und wischt am Smartphone. Den Sportunterricht in der Schule hat er gehasst.

Nun stehen die beiden kurz vor dem Flug am Gate. Max war in der Früh noch eine Runde laufen und hat die Koffer zum Einchecken getragen. Moritz hingegen hat die verschiedenen Ebenen des Airports über Rolltreppen und den langen Weg zum Gate am Förderband zurückgelegt. Beide sind nervös und versuchen, die Angst im Kreis ihrer Mitschüler wegzublödeln.

Zwei Stunden später steigen sie in Mallorca aus dem Flieger. Beim Start hatten beide nasse Hände und klopfende Herzen. Max kam gut damit zurecht, denn das pochende Herz kannte er ohnehin von seinen sportlichen Tätigkeiten. Als sie in der Luft waren, ging es ihm bald besser. Das war auch gut so, denn er redete seinem Bruder pausenlos gut zu. Der arme Moritz keuchte und litt unter Herzrasen, Beklemmung und großer Angst. Er konnte nicht einmal aus dem Fenster schauen und war nur froh, den Flug nach einer gefühlten Ewigkeit irgendwie überstanden zu haben. Angekommen am schönen Strand, dachte er die nächsten Tage ständig an den Rückflug und ob es ihm dabei wohl wieder genauso schlecht gehen würde.

Max hingegen genoss die Maturareise und kam neben seinen vielen sportlichen Aktivitäten kaum dazu, sich mit der Angst seines Bruders zu beschäftigen.

Wie ist es wohl Moritz beim Rückflug ergangen? Hat ihn die Flugangst noch länger beschäftigt?

Die interessante Tatsache an diesem Beispiel besteht in der gleichen fliegerischen Vorgeschichte der beiden Brüder. Für beide war es der erste Flug, und beide hatten gegenüber dem Fliegen eine gewisse Skepsis. Doch dann trennten sich die Verläufe.

Der sportliche Max hatte durch seine regelmäßigen Bewegungseinheiten bereits ein grundsätzlich niedrigeres Anspannungsniveau. Bereits am Tag des Fluges wurden durch seine Laufrunde schon Stresshormone abgebaut und auch am Flughafen selbst durch die Wege, die er zu Fuß zurücklegte. Die Angst, die er beim Starten spürte, war zwar wahrnehmbar, erreichte aber durch den geringeren Anteil an ausgeschüttetem Adrenalin keinen allzu hohen Level. Danach sank sie schnell wieder ab.

Ganz anders verhielt es sich bei Moritz. Er war ein Bewegungsmuffel und kam aufgrund der Erwartungsangst schon extrem angespannt zum Flughafen. Auch dort machte er keinen Schritt zu viel und benutzte Rolltreppen, Aufzüge und Förderbänder, um zum Flugzeug zu kommen. Bis er dann im Flieger saß, war seine Anspannung so groß, dass sie die Angstschwelle deutlich überschritt. Der Arme erlebte seinen allerersten Flug als große Qual.

Bewegung ist ein guter Angstsenker und bewirkt bereits vor der Konfrontation mit der gefürchteten Situation ein deutlich niedrigeres Anspannungsniveau. Auch wenn man sich ängstigt, steigt das Ausmaß vergleichsweise weniger stark an als bei den mit Adrenalin vollgepumpten Leidensgenossen. Da der Körper durch die Alarmbereitschaft, in die er – fälschlicherweise – versetzt wurde, hoch angespannt ist, kann er durch die ausgelöste Wirkung der »Kampf- oder Fluchtreaktion« seine aktivierten Stresshormone durch Bewegung schnell wieder abbauen.

Deshalb sollte man diese Erkenntnis nutzen und sich schon im Vorfeld günstige Rahmenbedingungen schaffen, um den Flug mit möglichst niedrigem Spannungslevel zu beginnen. Dafür ist es ratsam, schon am Tag des Fluges einige Wege zu Fuß oder mit dem Fahrrad zurückzulegen. Am Flughafen selbst gibt es genügend Möglichkeiten, freiwillig und zielführend auf bequemere Möglichkeiten, wie Aufzüge und Rollbänder, zu verzichten. Vorausgesetzt ist natürlich die dazu nötige körperliche Mobilität. Sollte diese nicht gegeben sein, verzagen Sie bitte nicht. Es gibt glücklicherweise viele andere, hier schon beschriebene Wege, Flugangst gut in den Griff zu bekommen.

Doch wenn es Ihnen möglich ist, nützen Sie das Werkzeug Bewegung, um mit dieser Erleichterung im Gepäck den Flug zu beginnen. Denken Sie aber daran, alles moderat und ohne Zeitdruck anzugehen, denn Hetzerei würde den gegenteiligen Effekt bewirken. Mit etwas in Ruhe und zu Fuß zurückgelegten Distanzen werden Sie wahrscheinlich feststellen, dass körperliche Angstsignale, wie Herzrasen, Atemschwierigkeiten oder starke Unruhegefühle, schneller abklingen und Sie dadurch weniger in Aufregung versetzen können.

DER LETZTE SCHLIFF – TIPPS UND TRICKS

Üben lohnt sich

Mit allen guten Vorsätzen ausgestattet, fühlen Sie sich nun hoffentlich motiviert, bald – und diesmal anders und besser – zu fliegen. Ich gratuliere Ihnen zu diesem Plan und möchte Sie ermuntern, ihn bald in die Tat umzusetzen. Wann und wie Sie sich der Flugangst stellen, bleibt in jedem Fall Ihnen überlassen. Auch ob Sie schon beim nächsten Flug einen erkennbaren Erfolg erleben oder die Fortschritte in kleinen Etappen erkennbar sind, ist individuell unterschiedlich und nicht immer vorhersehbar. Die eigene Motivation und der feste Vorsatz, sich richtig zu verhalten, sind ein guter Indikator für eine positive Entwicklung. Gönnen Sie sich geduldig die nötige Zeit zum Erlernen Ihrer neuen Fertigkeiten, denn das Gehirn braucht viele Wiederholungen, um dauerhaft umzulernen. Es ist wichtig, bei den Übungen dranzubleiben, denn es geht um nichts weniger als das Verlernen von Angst und Lernen von Vertrauen. Dafür ist Ausdauer ein wichtiger Wegbegleiter.

Sie kennen sicher Treppelwege, die sich auf Feldern oder Wiesen gebildet haben, wenn sie mehrmals beschritten wurden. Ähnlich wie diese Wege haben sich fehlgeleitete Gedanken oft schon jahrelang verfestigt, und nun ist es notwendig, einen anderen Pfad anzulegen. Je weniger man die alte Route begeht und je öfter man den neu angelegten Weg beschreitet, desto besser kann der frühere zuwachsen und ein neuer gefestigt werden.

Angstbewältigungstraining ist immer und überall möglich. Fast jeder Mensch kennt Umstände, die ihm nicht behaglich sind. Es gibt niemanden, der nicht im Laufe seines Lebens schon negative Erfahrungen gemacht oder von unangenehmen Begebenheiten gehört hat. Reflexartig wird dann versucht, diese Konstellationen zu meiden. Immer mehr verstärken sich dadurch die unangenehmen Empfindungen, was letztlich zu noch mehr Ängsten vor bestimmten Situationen oder Objekten führt. Und so gibt es eine Vielzahl von verschiedensten Furchtobjekten, unter denen auch scheinbar selbstsichere und löwenstarke Geschöpfe leiden können. Um souverän und weniger angstbehaftet zu werden, ist es notwendig, gerade diese Bereiche, Orte oder Objekte aufzusuchen, um Phobien langfristig schrumpfen zu lassen.

Die Übungsmöglichkeiten sind nahezu unbegrenzt und individuell wählbar. Sei es eine Gondel- oder Aufzugfahrt, den bisher gemiedenen Aussichtsturm zu erklimmen und hinunterzusehen oder eine Rede vor einer 50-köpfigen Geburtstagsgesellschaft zu halten. Genauso mutig ist es, sich mit dem gefürchteten, aber friedlichen Hund zu beschäftigen oder eine riesige schwarze, schnelllaufende Spinne todesmutig mit einer Mistschaufel aus dem Fenster zu befördern. Es gibt unzählige angstbesetzte Situationen, und jede Konfrontation mit den persönlich bisher vermiedenen, ist ein weiterer Schritt zur Bewältigung, der sich früher oder später in Vertrauen und Gelassenheit wandeln kann.

Zum Überwinden der Flugangst ist es günstig, zunächst alle Bewältigungsstrategien schon im Vorfeld zu probieren und dann die als persönlich hilfreich erlebten herauszufiltern. Wenn Sie anschließend gut motiviert das Flugzeug betreten und erleben, dass die Tools gute Dienste leisten, so ist das schon ein Meilenstein auf dem richtigen Weg.

Den ersten Erfolg sollte man gebührend feiern und möglichst bald wieder fliegen. Vom Umweltaspekt betrachtet, ist das nicht ideal, und es ist zu hoffen, dass es bald zur Anwendung synthetischer Treibstoffe oder Alternativantrieben kommt. Steht allerdings die Bewältigung von Flugangst an vorderster Stelle, so ist es wichtig, keine allzu großen Abstände zwischen den Flügen einzulegen. Fliegen Sie deshalb regelmäßig, um das zarte Pflänzchen Vertrauen wachsen zu lassen und Ihr neues Verhalten dauerhaft zu festigen. Sie wissen ja, der alte, schon ausgetretene Angstpfad soll zuwachsen, während der neue, frisch angelegte immer wieder beschritten werden muss, um gut gefestigt zu werden.

Kontrolle ist gut – Vertrauen ist besser

»Vertrauen bedeutet, den ersten Schritt zu tun, auch wenn du die Treppe noch nicht ganz sehen kannst.«

Martin Luther King

Ein treuer, verlässlicher und Mut machender Reisebegleiter möge ab nun Ihr Vertrauen sein. Sie haben in den vorangegangenen Kapiteln schon einiges über verschiedene Persönlichkeitsanteile jedes Menschen und die Repräsentanten von Stimmungen und Gefühlen gelesen. Die Konzepte des »Inneren Teams« oder der »Inneren Bühne« ermöglichen es, sich diese Teile, Stimmungen und Emotionen bildlich als Figuren vorzustellen. Vielleicht haben Sie Ihr persönliches Angstmonster schon in Form eines Stofftieres begrüßt und ihm durch den nun lockeren Umgang die Lust am Erschrecken-Wollen genommen.

Wenn Sie in Zukunft dem vermeintlich furchterregenden Ungeheuer keine Hauptrolle mehr zuweisen oder ihm vielleicht am besten gleich spielfrei geben wollen, so können Sie als Regisseur Ihrer persönlichen Lebensbühne nach Lust und

Laune entscheiden, wer stattdessen nun die tragende Rolle einnehmen soll.

Gerne verrate ich Ihnen meine persönliche Empfehlung: Es ist das *Vertrauen.* Kreieren Sie diese Figur ganz nach Ihrem Geschmack und geben Sie ihr eine Gestalt. Lassen Sie Ihre Fantasie spielen und überlegen Sie, wie sie bildlich vorstellbar wäre. Vielleicht wollen Sie ihr auch einen Namen geben.

Wie kann das Vertrauen aussehen? Es könnte etwa ein lieber Mensch sein, der für Sie wichtig ist, Sie schon als Kind beschützt hat und immer zuversichtlich war. Oder eine andere gute Gestalt aus Ihrer Kindheit, wie die Märchenfee aus dem geliebten Bilderbuch. Vielleicht ist es auch eine in sich ruhende Figur, wie der Buddha, den Sie sich bei allen Gelegenheiten, in denen Sie das Vertrauen nahe bei sich haben möchten, vorstellen.

Viele Weltreligionen lehren den Glauben an eine höhere Macht, die Sinn, Orientierung und Schutz gibt. Damit einhergehend wurde festgestellt, dass spirituell ausgerichtete Menschen meist besser mit Lebenskrisen, psychischen Schwierigkeiten und gesundheitlichen Problemen umgehen können. Professor Johannes Huber, der bekannte Mediziner und Bestsellerautor, spricht in diesem Zusammenhang von Untersuchungsergebnissen, die positive Auswirkungen religiös orientierter Menschen auf ihre Befindlichkeit zeigen. Meist geht der Glaube an eine wohlwollende höhere Macht auch mit Vertrauen einher. Für Kinder ist es oft die Vorstellung eines Schutzengels, der in brenzligen Situationen liebevoll zur Stelle ist. Auch diese Figur könnten Sie auf Ihre Bühne holen, wenn es ein für Sie stimmiges Bild wäre.

Vielleicht könnte das Vertrauen auch durch Pippi Langstrumpf symbolisiert sein, dieses starke, mutige, lustige und immer vertrauende Mädchen. Oder durch eine Trickfilmfigur wie Snoopy, den fröhlichen Hund, der sich durch nichts so schnell aus der Ruhe bringen lässt. Auch Popeye the Sailor, der seine Kräfte durch den Glauben an stärkenden Spinat jederzeit mobilisieren kann, würde sich gut eignen.

All diese Vorschläge mögen Sie ermuntern, sich bewusst mit Ihrem Vertrauen zu beschäftigen, es zu erhöhen und bei Bedarf schnell aktivieren zu können. Denn Vertrauen ist der Gegenspieler von Angst, und daher lohnt es sich, es zu trainieren.

Der Einsatz des Vertrauens ist darüber hinaus eine gute Hilfe gegen Gefühle von Kontrollverlust und übt einen großen Einfluss auf den Umgang mit Situationen aus, in denen man sich hilflos fühlt. Bezeichnenderweise sind das meistens Konstellationen, bei denen es in der Vergangenheit schlechte Erfahrungen gab. Dazu einige Beispiele.

Vertrauen versus Skepsis

Herumtollende Hunde mögen für viele Menschen ein Quell der Freude sein, für andere signalisieren sie jedoch eine bedrohliche Gefahr. Die einen vertrauen, dass der Hund »nur spielen« will, andere verlassen sich lieber nicht darauf und machen einen weiten Bogen um freilaufende Hunde.

Mit einem Kopfsprung in den See zu springen, um zu tauchen, zu kraulen und die nächste Stunde darin zu verbringen, kann für Wasserratten, so wie ich es bin, der höchste Genuss sein. Meine Freundin, die erst spät schwimmen gelernt hat und jedes Mal panische Angst empfand, wenn sie aus Spaß von anderen Kindern untergetaucht wurde, sieht das ganz anders. Sie vertraut dem Element Wasser am liebsten dann, wenn sie unter der Dusche steht.

Ein Vielflieger, der sich mit Arbeit überhäuft sieht und die zwei Stunden, die er im Flugzeug sitzt, einfach nur genießt, weil er gemütlich rasten und dabei die Wolken von oben ansehen kann, vertraut dem weiten Feld der Luftfahrt. Sie selbst haben das bisher wahrscheinlich eher nicht getan, und deshalb wird es Zeit dazu.

Stellen Sie sich einmal vor, in welchen Lebenslagen Sie überall vertrauen können und Ihnen das gar nicht mehr auffällt, weil es automatisch so ist.

Sie wachen jeden Morgen lebendig auf – das ist großartig! Die Sonne ist ganz von alleine aufgegangen, Sie können alle Gliedmaßen bewegen, und das Herz klopft selbstständig – wie schön das doch ist. Vielleicht benötigen Sie ein Medikament, das Sie regelmäßig nehmen – und Sie können vertrauen, dass die Wirkstoffe kontrolliert und genau dosiert sind. Daran haben Sie wahrscheinlich noch nie gezweifelt. Sie bereiten Ihren morgendlichen Kaffee zu und genießen ihn, hmm, er schmeckt herrlich. Das Wasser kommt aus der Leitung, und Sie brauchen sich nicht darum zu kümmern, ob es sauber und unbedenklich ist, denn darauf achten ja andere Menschen. Frisch geduscht und gut gesättigt, gehen Sie zur Straßenbahn und überqueren mehrere Zebrastreifen. Dort fühlen Sie sich sicher, obwohl es schon öfter Unfälle durch unachtsame Autolenker oder eine Verkettung tragischer Umstände gab. Doch warum sollte solch eine seltene Konstellation gerade jetzt stattfinden? Während Sie noch am Weg sind, hören Sie Ihre Lieblingsmusik. Wahrscheinlich waren Sie noch nie besorgt, ob von einem Hausdach etwas herunter und auf Ihren Kopf fallen könnte. Der berühmte Ziegelstein, der kommt sicher nicht gerade dann, wenn Sie unten am Gehsteig gehen.

Wir könnten diese Szenarien noch weiter fortsetzen, doch schließen wir nun mit der Aufzählung diverser Alltagsbeispiele ab, die so selbstverständlich vertrauenswürdig sind, dass normalerweise niemand an ihrer Zuverlässigkeit zweifelt.

Da Sie nun vieles über die Sicherheit im Flugverkehr gelesen haben und über die Ungefährlichkeit diverser persönlicher Angstthemen und flugbegleitender Umstände, wie Turbulenzen, können Sie ab nun mit der gleichen Überzeugung und Gelassenheit jeden Flug antreten. Sie brauchen sich keine Gedanken über sicherheitsrelevante Themen zu machen, denn dafür wird eine Menge an Leuten bezahlt, deren Job es ist, sich darum zu kümmern. Lassen Sie sich nur nicht vom immer in Bereitschaft stehenden Angstmonster Ihren Mut, Ihre Zuversicht und Ihr Vertrauen verderben! Sie wissen ja, was zu tun ist. Das »Stoppschild« zeigen und sich gar nicht mehr länger mit ängstigenden Vorstellungen beschäftigen. *Sie* und nur *Sie* entscheiden, wen Sie auf der Bühne spielen lassen!

Was ist also zu tun? Richtig, Sie wissen sicher schon die Antwort. Stellen Sie das *Vertrauen* an Ihre Seite. Sie können es nach jedem Gedankenstopp, den Sie vielleicht schon gut beherrschen, antreten lassen. Vielleicht ist Ihre persönliche Vertrauensfigur noch nicht gut darin geübt, längere Zeit die Hauptrolle zu spielen, und verschwindet manchmal einfach von der Bühne, um Pause zu machen. Dann holen Sie sie schnell wieder zurück und bitten sie, gut weiterzuspielen. Sie muss diese ab nun zentrale Rolle erst erlernen und den neuen Regisseur akzeptieren. Doch je öfter sie besetzt wird, desto routinierter wird sie die Rolle verkörpern und Ihnen zur Seite stehen. Werden Sie immer vertrauter mit ihr, bis Sie beide schließlich ein wunderbares, starkes Team sind, das alle Lebenssituationen mit Zuversicht meistert. Es tut gut, sein persönliches Vertrauen immer bei sich zu haben, und ich wünsche Ihnen, dass es ab nun Ihr treuer Freund wird.

Immer mit der Ruhe

Sicher kennen Sie weise Sprüche wie »Immer mit der Ruhe«, »In der Ruhe liegt die Kraft« und noch andere. Nun ja, wir wissen das, doch die Umsetzung im Alltag ist oft etwas holprig. Wie oft hat man sich schon vorgenommen, alles ruhig anzugehen. Vielleicht als Neujahrswunsch oder als Motivationsspruch zum Tagesbeginn.

Und wie sieht der Realitätscheck aus? Der Wecker läutet um 6:40 Uhr statt um 6:20 Uhr, da es am Vorabend später als geplant wurde. Die morgendlichen Übungen – vielleicht sportlich oder meditativ – können daher nicht stattfinden. Man versucht, schnell im Badezimmer zu sein, während beispielsweise:

- das Kind vergessen hat, dass es heute dringend ein Foto vom letzten Urlaub in die Schule mitbringen muss, auf dem entweder eine Muschel, ein Stein oder ein Regenbogen erkennbar ist;
- der Lebenspartner ein Paar dunkelblaue Socken sucht, die aber alle im Wäschekorb sind, denn der Waschmaschinentechniker kommt erst morgen, und normalerweise trägt der Lieblingsmensch im Winter ausschließlich schwarze Socken;
- die betagte und alleinlebende Mutter um 7:00 Uhr in der Früh anruft, da sie in der Nacht gestürzt ist und Sie zwar nicht wecken wollte, aber nun doch Hilfe bräuchte;
- Ihnen blitzartig einfällt, dass Sie vergessen haben, eine wichtige Präsentation zu erstellen, weil Sie sich im Datum geirrt haben und erst beim Frühstückskaffee die tatsächliche Kalenderwoche registrieren;
- Sie Ihr Haar föhnen, der Strom ausfällt und Sie versuchen, die langen Haare irgendwie notdürftig vor-

zutrocknen, um auf der Straße bei 5 Grad keine Erkältung zu riskieren;

- die Nachbarin an der Tür läutet und fragt, ob Sie zufällig um 16:00 schon zu Hause sind, da sie eine Paketlieferung erwartet, aber erst später kommt. Das sind Sie zwar nicht, trotzdem hören Sie sich – zwar innerlich am Sprung, aber höflich – ihre Schilderung des Konflikts mit dem ruppigen Kollegen an. Denn Sie wissen, dass sie zwar schrullig ist und nicht viele Menschen zum Reden hat, aber hilfsbereit und nett.

All diese Beispiele sind glücklicherweise nicht für jeden Tagesbeginn repräsentativ, aber doch eine Auflistung möglicher Umstände, die wir alle kennen, und die uns ungeplant an zeitliche Limits und in Stress bringen können.

Nun erinnern Sie sich vielleicht noch an das Kapitel »Stress als Brandbeschleuniger«. Sollte nicht mehr alles präsent sein, gibt es hier eine kleine »Blitzwiederholung«. Angst und Stress hängen zusammen, denn je höher das Anspannungsniveau ist, desto schneller kann Unruhe entstehen. Gerade dann, wenn wir uns herausfordernden Gegebenheiten stellen, ist eine gute Vorbereitung schon die »halbe Miete«.

Bevor Sie sich also einer angstbesetzten Situation stellen, ist es sinnvoll, sich bewusst genügend Zeit zu nehmen und alles mit viiiiel mehr Ruhe und Zeitpuffer als üblich anzugehen. Wenn Fliegen nicht zu Ihren Lieblingsbeschäftigungen zählt, so macht es Sinn, sich schon im Vorfeld mehr Spielraum als nötig für alle Tageserledigungen zu nehmen.

Dies beginnt bei alltäglichen und beruflichen Erfordernissen, setzt sich bei notwendigen Reisevorbereitungen fort und endet bei der Anfahrt zum Flughafen, die bewusst um einiges früher angetreten werden sollte. Fahren Sie daher zeitiger, als es notwendig wäre, los – denn Sie möchten doch Ihrem Adrenalinspiegel keine zusätzliche Nahrung geben. Es können immer unerwartete Konstellationen, wie Stau auf der Straße oder lange Wartezeiten am Flughafen, auf Sie zukommen. Gerade dann wird die Angstschwelle bei allen, die ohnehin schon mit gespannten Gefühlen dem Flug entgegensehen, schnell überschritten. Die gewonnene Zeit lässt sich gut nützen. Ein kleiner Schaufensterbummel entlang der Airport-Shops, aber auch der Einsatz von Atemübungen auf einem freien Platz, der sich bei rechtzeitiger Ankunft am Terminal sicher finden lässt, sind gute Vorbereitungen für den kommenden Flug.

Zu glauben, je weniger Zeit Sie vor dem Flug am Airport verbringen, desto schneller könnte die Erwartungsangst-Zeit vergehen, ist eine zwar verständliche, aber irreführende Annahme. Einerseits braucht man Zeitreserven, um nicht durch unvorhergesehene Vorkommnisse in Hetzerei zu geraten. Andererseits würden Sie durch das »Schnell-vorbei-haben-Wollen« wieder in ein falsches Bewältigungsverhalten fallen. Denn – wie Sie nun schon wissen – es geht auch um das bewusste Verweilen in der gefürchteten Lage und um die Wahrnehmung der körperlichen Reaktionen und möglicherweise falschen, verzerrten Gedanken. Erst durch dieses Hineinspüren wird es möglich, dass Sie Ihr Werkzeugköfferchen öffnen und alle Utensilien einsetzen, die Ihnen nicht nur kurzfristig helfen, sondern Sie auch nachhaltig als Sieger über die Angst hervorgehen lassen.

Sich die nötige Ruhe und Zeit für die erfolgreiche Bewältigung von Ängsten zu geben, ist nicht nur situationsbedingt, sondern auch für die Festigung neuer Verhaltensmuster notwendig. Der Wechsel von Angst hin zu Zuversicht fordert dem Gehirn einiges an Training ab. Es braucht wiederholte Übung, um Angstgefühle zu löschen und Vertrauen zu etablieren. Immer wieder spielt auch die aktuelle Verfassung eine Rolle.

Vielleicht kennen Sie das Phänomen der Tagesverfassung

schon aus anderen Bereichen. Einmal laufen Sie Ihre sportliche Runde federleicht, schnell und angenehm, aber schon zwei Tage später fühlt sich alles zäh und schwergängig an. Sie wissen natürlich, dass es sich dabei um keinen dauerhaften Zustand handelt, und dass solche Schwankungen dazugehören.

Ebenso ist es, wenn man sich Ängsten stellt. Der nächste Flug ist vielleicht schon ein beachtlicher Erfolg, während es beim Rückflug wieder anstrengender sein könnte. Ganz bewusst schreibe ich »könnte«, denn es »könnte« auch umgekehrt oder ganz anders sein. Doch es verhält sich wie im Beispiel des Laufens. Es geht um das grundsätzliche Wissen, »wie« es geht. Sollte es sich also einmal als nicht so wünschenswert herausstellen, so lässt man sich davon nicht aus der Ruhe bringen. »Gut Ding braucht Weile.«

Fake it till you make it

»Unser Leben ist das Produkt unserer Gedanken.«

Marc Aurel

Wie bereits erwähnt, verfügen wir alle über ein hohes Gut, und das ist die Wahlfreiheit unserer Gedanken. Es ist eine erfreuliche Botschaft, dass wir nicht davon abhängig sind, welche Gedanken unser schlaues Köpfchen schickt, sondern dass wir sogar in umgekehrter Weise das Gehirn kraft unserer Vorstellungen formen können. Wir sind sozusagen in einer wechselseitigen Partnerschaft.

Und so modellieren wir mit Gedanken und Gefühlen unser Denkzentrum. Wird es vorwiegend mit negativen Betrachtungen gefüttert, so schickt es uns immer mehr davon. Trainieren wir es jedoch hin zu Optimismus und Vertrauen, so werden die entsprechenden Hirnareale vergrößert, und mehr und mehr angenehme Gefühle entstehen.

Dabei sieht unser Gehirn darüber hinweg, ob wir uns tatsächlich glücklich, lustig, selbstbewusst, stark, mutig, beschwingt fühlen oder es nur vortäuschen. Wir können es also sozusagen austricksen und Stimmungen simulieren, bis wir diese dann wirklich übernehmen.

Die Mundwinkel zeigen nach unten, wenn wir uns deprimiert und niedergeschlagen fühlen. Gleichzeitig sind die Schultern eingezogen, und der Kopf fällt nach vorne. »Lass den Kopf nicht hängen« ist eine gut gemeinte Redewendung mit doppelter Bedeutung. Versuchen Sie doch einmal das Experiment, in trister Stimmung körpersprachlich das Gegenteil zu simulieren. Nämlich ganz bewusst eine aufrechte Körperhaltung einzunehmen und zu lächeln. Wenn Sie wollen, können Sie das Ganze noch mit ein paar hüpfenden Schritten garnieren, ähnlich wie kleine Kinder, die sich oft auf diese Weise fortbewegen. Bleiben Sie nun einige Minuten in dieser scheinbar beschwingten Mimik und Körperhaltung und bewahren Sie konsequent Ihr Lächeln, auch wenn es nur gespielt und verkrampft sein sollte. Sie können sogar einen Bleistift zwischen die Lippen legen, damit die Mundwinkel nicht nach unten sinken. In asiatischen Ländern werden zu diesem Zweck Lachmuskeltrainingsgeräte aus Gummi in den Mund geklemmt, um das Hirn dahingehend zu trainieren. Wir alle kennen die lächelnden Gesichter aus fernöstlichen Kulturkreisen, die uns diese Menschen zu angenehmen Gesprächspartnern machen.

Was passiert, wenn Sie grantig, bekümmert und unlustig einige Minuten Ihrem Gehirn das Gegenteil vortäuschen? Nun, ihm wird signalisiert, dass Sie lächeln und durch Ihre Mimik und Körperhaltung offensichtlich in guter Stimmung sind. Es ist milde und hinterfragt nicht, ob alles echt oder nur vorgetäuscht ist. Nach kurzer Zeit passen sich die chemischen Reaktionen Ihres Körpers an, und es kommt zur Drosselung von Stress und Ausschüttung von Glückshormonen. Damit einhergehend, ändert sich die Laune. Man fühlt sich tatsächlich anders und weniger niedergeschlagen als vielleicht noch vor einigen Minuten. Selbst ein unechtes Lächeln macht froh, da der lächelnde Mund die Nachricht ans Gehirn sendet, dass die Person glücklich ist.[9]

Übrigens können Stimmungen auch allein durch das simple Betrachten fröhlicher oder trauriger Gesichter beeinflusst werden. Nicht ohne Grund wurde der bereits vor hundert Jahren vom amerikanischen Grafikdesigner Harvey Ross Ball entwickelte Smiley zu einem grenzenlosen Erfolg, der sich in der bis heute weltweit genutzten Verwendung der süßen und beliebten Emojis wiederfindet. Menschen, die sich mit lächelnden Figuren umgeben, werden tatsächlich besser gelaunt. Daher fühlen wir uns auch in der Gegenwart frohgemuter Personen viel wohler als in Gesellschaft mürrischer und grantiger Genossen.

Einige psychotherapeutische Techniken nützen die Phänomene der gespielten Überzeugungen und motivieren Patienten übungsweise, bestimmte Rollen oder Gefühle bewusst herzustellen, um dadurch Stimmungs- und Verhaltensänderungen zu bewirken.

Auch Mentaltraining basiert auf der Kraft der Vorstellung, die zu unglaublichen Resultaten führen kann. Sei es im gesundheitlichen Bereich, im Spitzensport oder im Berufsleben. Gezielte und bewusst eingesetzte Imaginationen verändern Menschen, ihre Gesundheit, Gefühle und Leistungen hin zum gewünschten Zustand.

Nicht wenige Manager leisten sich kostspielige Coachings, die auf diesen Ansätzen basieren. Sie nehmen vorher überlegte Rollen ein, um vor ihren Gesprächspartnern selbstbewusst

---

9 Vgl. Sarah Pressman, University of California, Irvine

aufzutreten. Auch im Medien-Business sind Rollenspiele ein wichtiges Werkzeug zur Perfektion von Souveränität in schwierigen Interview-Situationen. Biografien bekannter Persönlichkeiten zeigen, dass ursprünglich schüchterne Personen oft zu den schillerndsten Stars wurden, ohne dass man ihnen ihre zugrunde liegenden Unsicherheiten angemerkt hätte. Sie alle versetzten sich anfangs in Persönlichkeitseigenschaften, die dann mehr und mehr zu ihren eigenen wurden. Nicole Kidman und Robbie Williams zählen sich laut eigenen Angaben zu – vom Wesen her – zurückhaltenden und introvertierten Menschen, die anhand der von ihnen gespielten Figuren und dem wiederholten Medienrummel auch im realen Leben selbstbewusstes Auftreten gelernt haben.

Wenn Sie die Möglichkeiten einer gespielten Rollenübernahme nützen wollen, so versuchen Sie bei Ihrem nächsten Flug eine entsprechende Vorgehensweise. Überlegen Sie im Vorfeld, wie Sie gerne sein würden, welche Eigenschaften Sie gerne hätten und wie Sie sich in bestimmten Konstellationen gerne verhalten würden. Gehen Sie spielerisch an das Ganze heran, denn Sie können dabei nichts falsch machen. Es einmal zu probieren, ist den Versuch wert. Und Sie besitzen ja in Ihrem Werkzeugköfferchen noch viele andere Tools, die Sie jederzeit anwenden können, falls Ihnen die »Fake-it«-Technik doch nicht liegen sollte.

So darf jeder, wenn er will, auch ein bisschen schauspielern und überzeugtes und selbstsicheres Verhalten zumindest darstellen, auch wenn es noch nicht den wirklichen Gefühlen entspricht. Irgendwann übernehmen Gefühle die zuerst nur vorgetäuschte Haltung. Also – verblüffen Sie sich selbst und Ihre Mitreisenden beim nächsten Flug vielleicht, indem Sie sich nicht wie bisher als hilfloses und angstbesetztes Nervenbündel verhalten und fühlen, sondern den gelassenen und souveränen Vielflieger imitieren.

Ich erinnere mich, als ich noch während meines Studiums das erste Mal einen Kurs für Progressive Muskelentspannung angeboten habe. Zuvor hatte ich eine entsprechende Ausbildung absolviert und war fachlich gut vorbereitet. Doch je näher das von mir angebotene Training kam, desto nervöser wurde ich. Was, wenn die Teilnehmer merkten, dass ich ein Neuling war? Oder was sollte ich tun, wenn ich etwas vergessen würde? Bevor wir zu den praktischen Übungen kamen, wollte ich ja einige theoretische Hintergrundinformationen vermitteln. Noch schlimmer – was wäre, wenn mir während der Entspannungsübungen mein Anleitungstext entfallen würde? Diese und andere Schreckensszenarien wirbelten in meinem Kopf herum.

Die erste Stunde rückte näher, und proportional dazu stieg mein Stresslevel an. Ich konnte mich kaum noch auf andere Dinge konzentrieren, war unruhig und ängstlich. Irgendwann wurde mir die Aufregung zu dumm, und ich überlegte, wie ich mich als angehende Psychologin besser verhalten und mein bisher erlerntes Wissen nutzen könnte. Ich beschloss, mich einfach so zu fühlen, als würde ich solche Kurse schon seit längerer Zeit anbieten. Ich war fachlich top vorbereitet, also ging es nur noch um das nötige Selbstvertrauen. Dazu stellte ich mir in der Fantasie meine Ausbildnerin für diese Entspannungstechnik vor. Sie war eine nette, schon ältere und erfahrene Kollegin, bei der ich die diesbezügliche Trainerausbildung gemeinsam mit anderen Kursteilnehmern gelernt hatte. Sie war souverän, hatte eine ruhige, angenehme Stimme und vermittelte Sicherheit. Genau so wollte ich auch wirken.

Die Zeit kurz vor der ersten Kursstunde rang ich mit zwei verschiedenen Anteilen in mir. Da war die junge und wenig erfahrene Studentin, die sich nervös fragte, weshalb sie sich diese Herausforderung überhaupt antun sollte. Und dann gab es noch die souveräne und erfahrene »Kursleiterin«, die ich mir zur Seite stellte. Ja, noch mehr – ich schlüpfte gedanklich in ihren Körper und »war« in dieser ersten Einheit sie. Nach den ersten Minuten – vielleicht waren es sogar nur Sekunden – präsentierte somit die Psychologin »Laura«, wie ich sie hier nenne, die theoretischen Inhalte zur Progressiven Muskelentspannung. Und danach leitete sie die passenden Übungen an. Sie war dabei gelassen, selbstsicher und ruhig. Die Teilnehmer hörten ihr aufmerksam zu, und es entstand eine gute Atmosphäre. Natürlich war ich für die Zuhörenden ich selbst – doch in meiner Fantasie ließ ich »Laura« die Stunde halten. Ich sah mir selbst irgendwie von außen zu, stellte fest, dass alles routiniert wirkte, und war positiv erstaunt. Die Anleitungen gelangen meisterhaft, und in der Feedback-Runde gab es durchwegs gute Rückmeldungen.

Ich bin damals beglückt nach Hause gefahren und habe erst danach das Abfallen der Anspannung bemerkt. Meine Wangen waren vor Aufregung gerötet, und ich war zufrieden, welch gute Arbeit »Laura« geleistet hatte. Offensichtlich hatte niemand bemerkt, dass ich als Trainerin noch Anfängerin war, obwohl dieses Wissen ja ohnehin keine Schande gewesen wäre. Doch mir persönlich war es wichtig, gleichermaßen kompetent *und* souverän zu wirken – und dieses Ziel ist gut gelungen. »Laura« hielt dann in weiterer Folge den gesamten Kurs erfolgreich und beeinflusste dadurch in gewisser Weise auch meine weitere berufliche Laufbahn – die mich seither viele Kurse, Trainings und Seminare leiten ließ.

Experimentieren macht Spass

Um sich angstbesetzten Situationen zu stellen, gibt es einen längeren, etwas bequemeren und einen kürzeren, steileren Weg, der noch schneller ans erwünschte Ziel führt.

Man kann die anfängliche Unsicherheit entweder verstärken, indem man sich etwas nicht oder nur eingeschränkt zutraut und sich damit in der Vorstellung kleiner und schwächer macht, als man ist. Oder man glaubt daran, der Lage selbstbewusst entgegenzutreten, und vergleicht sich etwa mit Menschen, die man kennt und von denen man weiß, dass sie Profis auf einem Gebiet sind. Im Fall des Fliegens wären das Geschäftsflieger, die gedankenverloren oder lesend auf den Flug warten, sich nach Betreten des Fliegers in den Sitz fallen lassen und tun, was sie sich vorgenommen oder wozu sie Lust haben, ohne dabei auf das Fluggeschehen zu achten. Versetzen Sie sich einmal versuchsweise spielerisch in solch einen Menschen und imitieren Sie sein Verhalten. So wie Kinder, die im Spiel eine Rolle einnehmen und diese – auch wenn sie nicht ihrer alltäglichen Persönlichkeit entspricht – überzeugend ausfüllen. Dadurch wurden schon aus schüchternen kleinen Mädchen selbstbewusste Prinzessinnen oder aus leichtgewichtigen Buben kämpferische Action-Helden.

Spielen Sie also probeweise auf Ihrem nächsten Flug den souveränen Vielflieger, auch wenn es nur für kurze Zeit ist. Sie können für den Beginn auch einzelne Verhaltensweisen für eine begrenzte Dauer nachahmen. Vielleicht haben Sie bisher auf Ihren Flügen stundenlang auf Ihrem Platz verharrt, um nur ja nicht aufstehen zu müssen. Dann könnten Sie sich diesmal bewusst vom Sitz erheben, ein paar Schritte im Flugzeug machen und sich vorstellen, ein Passagier zu sein, der die Hälfte seiner Zeit in Fliegern verbringt und sich gelegentlich einfach die Beine vertreten will.

Einige meiner Klienten haben diese Methode mit guten Erfolgen probiert und waren davon begeistert, da es sogar Spaß machen kann, versuchsweise in eine andere Rolle zu schlüpfen und so zu tun, als wäre man die souveränste Person im ganzen Flugzeug. Plötzlich konnten sie erahnen, dass

Fliegen auch Freude auslösen kann, was für sie ein bis dahin unvorstellbares Gefühl war.

Wenn Sie wollen, versuchen Sie diese fröhliche Technik, seien Sie neugierig und lassen Sie sich vom Ergebnis unvoreingenommen überraschen. Es ist ein Spiel, bei dem Sie nichts verlieren, aber viel gewinnen können.

Zeit für Belohnung

Nachdem Sie nun hoffentlich motiviert sind, alle Möglichkeiten der Angstbewältigung zu nutzen, dürfen Sie sich im Anschluss daran liebevoll selbst auf die Schulter klopfen und Anerkennung aussprechen. Vielleicht tun das ja freundliche Bezugspersonen, vielleicht auch nicht. Ganz unabhängig davon sind Sie es sich selbst wert, sich zu loben und zu belohnen. Denn jedem noch so kleinen Erfolg im Bemühen, die Angst zu bewältigen, gebührt die entsprechende Würdigung.

Es geht dabei um persönliche Erfolgserlebnisse und den Sieg über das imaginäre Angstmonster. Eine Fahrt mit dem Aufzug mag für viele selbstverständlich sein, für andere ist sie kaum möglich. Das stellt keinen Indikator für besonderen Mut der einen und Feigheit der anderen dar, sondern ist lediglich das Resultat guter oder weniger guter Erfahrungen.

Wenn Sie wollen, können Sie mit Ihren Übungen bei kleineren Ängsten beginnen und sich erst nach den ersten Erfolgserlebnissen den größeren stellen. Am besten vertrauen Sie diesbezüglich Ihrem »Bauchgefühl«. Bitte verwechseln Sie dieses aber nicht mit irreführenden Angstgedanken, denn die wollen Sie nur täuschen, Ihnen Schrecken einjagen und Sie von bestimmten Situationen fernhalten.

Ob Sie es schrittweise angehen oder sich gleich an das am meisten gefürchtete Objekt wagen – immer geht es um die Überwindung und das Sich-Stellen der Angst. Und das sollte nach jedem noch so kleinen Erfolg mit Stolz gefeiert und belohnt werden. Es ist auch unerheblich, ob man sich etwas Gutes in Form eines kleinen Genusses oder etwas anderem gönnt. Denn was zählt, ist die wertschätzende Anerkennung der eigenen Leistung, unabhängig davon, wie leicht diese für andere Personen wirken mag.

Der Heiratsantrag

Eine ganz spezielle Form der Belohnung und des Ausdrucks seiner Freude hat wohl Niki gefunden.

Es ist Samstagabend, und erst vor einer Stunde hat er mich ins Vertrauen gezogen. Er lächelt und wirkt erleichtert. Unter uns scharen sich kleine Schäfchenwölkchen, das leise Surren der Triebwerke klingt beruhigend, unser Flug nach Paris geht bald zu Ende. Nach den ersten bangen Minuten, vielen eingesetzten Atem-, Entspannungs- und sonstigen Übungen spiegelt sich Nikis Freude in seinem Gesicht wider. Die Geräuschkulisse besteht aus einem Mix an Gemurmel, surrenden Tönen, einem gelegentlichen Gong und den typischen Flugtönen. Unsere betreuende Flugbegleiterin ist liebenswürdig aufmerksam, und man fühlt sich bestens bedient.

Niki, ein jugendlich wirkender PR-Manager, lächelt verschmitzt und erzählt mir von seinem Plan. Dass er hier oben, hoch über den Wolken gerade genüsslich eine süße Nachspeise verzehrt, verdankt er eigentlich seiner Freundin. Sie wollte schon seit längerer Zeit mit ihm wegfliegen, doch bedingt durch Nikis Flugangst war das nie zustande gekommen. Nachdem Lena mehr als Niki selbst unter dieser Tatsache litt, schmiedete sie nach langen Jahren des ergebnislosen Wartens einen Plan. Sie überraschte ihn mit einem Weihnachtsgeschenk in Form eines Gutscheins für eine Flugangstbehandlung. Eigentlich hatte sie ihn damit überrumpelt und ihm wahrlich keine Freude bereitet. Ich habe schon unterschiedliche Erfahrungen mit solchen Gutscheinen erlebt, vor allem, wenn die Motivation, die Flugangst zu überwinden, mehr vom Schenkenden als dem Beschenkten selbst ausgeht. Eine nicht ganz »freiwillige« Behandlung – egal ob einzeln oder in der Gruppe – ist meistens nicht zielführend, kann den Erfolg verhindern und dadurch zu noch mehr Enttäuschung führen.

Anfangs schien der Misserfolg auch bei Niki vorprogrammiert, denn er hatte bis zu unserem ersten Kennenlerngespräch über ein Jahr gebraucht und erschien auch dann skeptisch und mit gemischten Gefühlen. Wir überlegten die Vorgehensweise, und Niki entschloss sich, vorerst nur einzelne gezielte Stunden in Anspruch zu nehmen. Ob er dann tatsächlich fliegen würde, wollte er offenlassen. Da er einer grundsätzlichen Aufklärung über den Umgang mit Ängsten positiv gegenüberstand, vereinbarten wir den nächsten Termin.

Im Laufe der Zeit lernten wir einander besser kennen, und die von mir vermittelten Inhalte ließen seine Zweifel schließlich mehr und mehr schwinden. Trotzdem blieb die Frage, ob er tatsächlich fliegen wollte. Diese Entscheidung konnte er noch nicht treffen. Nach vielen Jahren des Nicht-Fliegens war die Hürde groß.

Inzwischen war seine Freundin in freudiger Erwartung, wie es mit den Fortschritten aussähe. Sie wollte gerne wieder einmal weiter wegfliegen. Ihr erster gemeinsamer Flug sollte es werden – nach fünf Jahren, die sie schon ein Paar waren.

Nach gar nicht so langer Zeit gab Niki sich wirklich den Ruck, einen Flug zu wagen. Seine Überwindung war ein riesengroßer Fortschritt, und er verhielt sich vor und während des Fluges anfangs erwartungsgemäß angespannt. Unterstützt durch meine Anleitungen konnte er seine individuell erstellten Bewältigungsstrategien dann gut einsetzen, und so saßen wir beide nun erleichtert hoch über den Wolken.

Niki hatte mir auch von einem spontanen Plan erzählt. Er war Mitte dreißig und sicher, mit Lena, seiner Freundin, zusammenbleiben zu wollen. Lena und er hatten nie von Hochzeitsplänen gesprochen, doch er war recht sicher, dass auch sie schon daran gedacht hatte. Sie liebte romantische Komödien mit Happy End und war ein gefühlsbetonter, herzlicher Mensch. Andererseits würde sie ihn nicht zum Heiraten drängen, auch das wusste er. »Wenn ich wirklich fliege, und wenn ich das tatsächlich hinbekomme, ohne in Panik zu geraten, dann frage ich sie, ob wir heiraten wollen«, hatte er kurz vor dem Flug gedacht. Seine Stärke waren originelle Ideen und deren Umsetzung. Für Niki fühlte es sich zu diesem Zeitpunkt richtig an, und so wollte er sie aus Paris anrufen, ihr vom erfolgreichen Flug erzählen und die Frage aller Fragen stellen.

Nachdem wir aus dem Flugzeug ausgestiegen waren, blieb nicht viel Zeit, denn in einer Stunde ging es schon wieder zurück nach Wien. Niki wollte versuchen, Blumen oder etwas Ähnliches zu kaufen, doch wir wussten nicht, ob es gelingen würde, in so kurzer Zeit etwas zu finden. Aber er hatte Glück. Er entdeckte einen Flughafen-Store, der auch Spielzeug verkaufte, und stieß auf einen geradezu idealen Ring in passender Größe mit einem kleinen, zartrosa Steinchen. Das perfekte Geschenk für sein Vorhaben.

Schon wenige Minuten später trafen wir uns wieder am Flugsteig. Ich spürte Nikis erwartungsvolle Spannung. Als das Mobiltelefon klingelte, hielt ich förmlich den Atem an. Lena begrüßte ihren Freund über Videoanruf.

»Ja, ich hab's geschafft! Es war schon heftig, aber es ist dann immer besser geworden, ich kann's selbst noch kaum glauben«, sagte Niki.

»Wow, du bist toll, ich bin stolz auf dich. Wow, wow, wow,

jetzt können wir gemeinsam fliegen, ich freu mich soooo sehr«, kam Lenas Antwort.

Dann erzählte ihr Niki, dass er gemeinsam mit mir am Gate stand und ihr etwas Spezielles sagen möchte. Er zog den Herzchen-Ring aus der Tasche und hielt ihn in die Kamera: »Lena, ich weiß, es klingt verrückt, aber willst du mich heiraten? Auch wenn es spontan ist, so möchte ich es sehr gerne.«

Die Leitung blieb still, es war nichts zu hören. Plötzlich Lenas aufgeregte Stimme: »Nein, du bist wirklich verrückt, meinst du das ernst?« Und ein paar Sekunden später: »Ja, ich will, ja, jaaaaaa, jaaaaa.«

Es war ein emotionaler Moment – Lenas Lachen war zu hören und Nikis Freude zu spüren.

Bald schon war unser Rückflug bereit. Dieser verging tatsächlich »wie im Flug«. Angst war plötzlich kein Thema mehr. Nun war ich natürlich auf das Zusammentreffen der beiden gespannt.

Lena, eine zarte blonde Frau, winkte schon in der Flughafenhalle. Niki steckte ihr zu meiner Überraschung den entzückenden Spielzeugring sogar in meiner Gegenwart an den Finger. Es waren bewegende Momente, und ich freute mich mit den beiden. Ich wünschte ihnen alles Glück der Welt, und wir verabschiedeten uns herzlich. Gerührt fuhr ich nach Hause.

Auch wenn eine derartige »Belohnung« kaum mehr zu überbieten ist, so ist sie doch ein schönes Symbol für das Übermaß an Freude, das der Sieg über die Angst auslösen kann.

UND NUN – ABHEBEN UND VIELLEICHT SOGAR GENIESSEN

Es ist geschafft! Sie haben bereits die Fallgeschichten und dazugehörigen Bewältigungsstrategien, alle Tipps, Tricks und technischen Erklärungen gelesen, haben verschiedene Werkzeuge und Tools für Ihr Werkzeugköfferchen kennengelernt. Nun sind Sie schon fast am Ende des Buches angekommen. Wie geht es weiter, und wie sieht es mit der Umsetzung aus? Und wie ist das mit dem »Genießen« gemeint?

Möglicherweise erinnern Sie sich noch an eines der ersten Kapitel: »1-2-3. So einfach funktioniert die Behandlung«, das eine Vorschau auf zentrale Bewältigungsstrategien gegeben hat. Im Folgenden finden Sie, darauf aufbauend, in Kurzform einen Überblick.

Die Anteile der Angst und ihr Zusammenhang mit Angstbewältigung

Angst hat immer mehrere Anteile, die individuell verschieden wahrgenommen werden:

- Auf der *körperlichen Ebene* ist oft Herzrasen, Schwitzen oder schnelles Atmen zu spüren.
- Die *gedanklich-emotionale Ebene* macht sich in Form von verzerrten Katastrophengedanken und Gefühlen der Hilflosigkeit bis hin zu Panik unangenehm bemerkbar.

- Das *Verhalten* äußert sich in Vermeidung, Erstarrung, Aggression oder Betäubung mittels Alkohols oder Beruhigungstabletten.

Da Ihnen dies nun alles klar und dank Ihres Verstandes bewusst ist, können Sie dem Angstmonster ein Schnippchen schlagen und an genau diesen Ebenen die entsprechenden Werkzeuge einsetzen.

Angstbewältigung

Körper	**Gedanken/ Gefühle**	**Verhalten**
– Atmung – Entspannung – Bewegung	– Gedankenkontrolle – Kognitive Umstrukturierung – Positive Instruktion	– Situation bewusst aufsuchen – Angst ablaufen lassen – Beschäftigung

Körper

Der körperliche Anteil spielt bei der Entstehung von Angst und ihrer Aufrechterhaltung oft eine große Rolle. Die Bewältigungsansätze auf dieser Ebene sind einfach, und Sie brauchen nicht viel zu überlegen, denn bald werden Sie die entsprechenden Übungen beherrschen oder tun es schon jetzt.

Atmung – Entspannung – Bewegung:

Zumindest ein oder zwei dieser körperlichen Angstbewältigungs-Tools sollten Sie unbedingt – besser noch müssen Sie – einsetzen, um die bisher gefürchtete Situation gut zu bewältigen. Auch diesbezüglich gibt es eine freudige Nachricht. Selbst bei einem knappen Zeitbudget ist das Erlernen der hilfreichen Bauchatmung nicht aufwendig und lässt sich sogar in einen straffen Tagesplan integrieren. 5–10 Minuten regelmäßiger Übung haben bereits einen positiven Einfluss. Auch die Ultra-Kurzentspannung ist schnell umsetzbar und somit in brenzligen Lagen rasch abrufbar.

Darüber hinaus sind kleine Bewegungseinheiten auch für Sportmuffel als Vorbereitung für den gelungenen Umgang mit der gefürchteten Situation gut im Alltag umsetzbar. Natürlich nur, falls Sie körperlich dazu in der Lage sind. Sollte dies nicht der Fall sein, so können Sie stattdessen auch mehr Zeit für das Erlernen einer Entspannungstechnik verwenden und somit eine gute Kompensation für mangelnde Bewegung herstellen.

Gedanken und Gefühle

Schon die antiken Philosophen erkannten, dass es nicht die Gegebenheiten des Lebens sind, die über unsere Gefühle entscheiden, sondern vielmehr unsere Interpretationen dieser Gegebenheiten. Der schon öfter erwähnte Epiktet erkannte diese zentrale Weisheit bereits vor nahezu 2000 Jahren, und sie besitzt bis heute ihre Gültigkeit.

Wir allein entscheiden, welchem unserer beinahe unzähligen Gedanken pro Tag wir Glauben schenken oder nicht. Unser kluger Verstand ist einerseits ein Geschenk des Himmels, für das wir unendlich dankbar sein können. Er kann uns manchmal aber auch mit unrichtigen Gedanken und Zweifeln ganz schön an der Nase herumführen.

Bevor Sie daher schreckerzeugenden falschen Behauptungen verfallen, ist es wichtig, deren Wahrheitsgehalt zu überprüfen. Nach Lektüre dieses Buches sollte Ihnen das bei allen Themen rund ums Fliegen gut gelingen. Es liegt dann an Ihnen, die Zügel wieder selbst in die Hand zu nehmen und davongaloppierende Katastrophengedanken einzufangen.

Das ist nicht immer einfach und bedarf auch für »Mentalprofis« ständiger Übung. Seien Sie deshalb geduldig und nachsichtig mit sich selbst, auch wenn es nicht immer gleich perfekt gelingen sollte. Wichtig ist zunächst einmal die Identifikation von abbauenden und destruktiven »Katastrophengedanken« und dann die tagtägliche Übung in konstruktivem, aufbauendem Denken, so wie es hier schon mehrfach beschrieben wurde. Im Kapitel »Wer hat die Kontrolle – die Gedanken oder Sie?« finden Sie zahlreiche hilfreiche Werkzeuge für Ihr Köfferchen, die es Ihnen ab nun gut ermöglichen sollten, furchterregende und falsche Gedanken zu erkennen und durch richtige, aufbauende zu ersetzen.

Der kleine, feine Unterschied

Auch wenn Gedanken und Gefühle zusammenwirken, so gibt es hinsichtlich der Angstbewältigung doch einen zentralen Unterschied, der Ihnen helfen wird, sie zu unterscheiden und sich richtig zu verhalten.

Die *Gedanken* können uns, wie hier schon oft beschrieben, das Blaue vom Himmel herunterlügen und uns gemeinerweise richtig in Schrecken versetzen. Schenken Sie also – wie an dieser Stelle schon oft gelesen – nur belegten Fakten Ihren Glauben. Nur Sie alleine entscheiden, was Sie glauben oder nicht.

Der feine Unterschied zu den *Gefühlen* besteht jedoch darin, dass Sie diese vorerst zulassen sollten. Sie haben es nun vielleicht schon verinnerlicht – trotzdem gibt es hier nochmals die entsprechende Anleitung.

Lassen Sie Angstgefühle zu, sträuben Sie sich nicht dagegen und geben Sie sich genügend Zeit, sie ablaufen zu lassen.

Mit dieser Einstellung beruhigen sich die aufgeheizten Emotionen viel schneller, und die Angst fällt in kurzer Zeit auf einen annehmbaren Level ab. Hingegen verzögert ein Sich-Wehren und Weghaben-Wollen den Abfall der Angstreaktion und verlängert den unangenehmen Zustand.

Sie können diese akzeptierende Grundhaltung bei allerlei Emotionen in Alltagssituationen probieren – so wie es Achtsamkeitstechniken lehren. Erst durch diese Beruhigung der Gefühle lässt es sich wieder klarer denken, vernünftiger handeln und aus der Hilflosigkeitsrolle entwischen.

Verhalten

Betrachten wir nun noch einen wichtigen Teil der Angstbewältigung, das richtige Verhalten. Dieses ist ein »Muss-Punkt« und beinhaltet zunächst das bewusste Aufsuchen der angstbesetzten Situationen.

Und das Ganze – auch wenn es schwerfällt – ohne Einwirkung beruhigender Substanzen, so verlockend der Griff danach auch sein möge.[10] Andernfalls wären all Ihre Bemühungen und eingesetzten Strategien sinnlos – denn dadurch würden Ihre aktiven Selbstbewältigungsfähigkeiten torpediert, und Ihrem Gehirn würde eine weitere Misserfolgsnachricht ungefähr in dieser Art signalisiert werden: »*Ich kann das nur, wenn ich mich ruhigstelle, alleine ist das nicht zu schaffen, nicht auszuhalten, unmöglich …*«

So oder so ähnlich wäre die falsche Botschaft, die Sie

10 Anmerkung: Sollten Sie unter schweren Angststörungen leiden und in einem ärztlichen oder therapeutischen Setting sein, besprechen Sie dieses Thema bitte mit Ihrem Behandler – am besten nachdem Sie das Kapitel »Alkohol und Medikamente – (k)ein Mittel der Wahl?« gelesen haben.

weiter und weiter in eine Hilflosigkeits- und Angstspirale ziehen würde. Durch die bloße chemische Unterdrückung der Angst würde die Flugangst längerfristig noch verstärkt werden.

Richtiges Verhalten besteht unter anderem in dem festen Vorsatz, so lange in dem angstbesetzten Bereich zu bleiben, bis die unangenehmen Angstgefühle abfallen. Mit dieser akzeptierenden Grundhaltung, die Angst ablaufen zu lassen, ohne sich verzweifelt dagegen zu wehren, nehmen Sie dem Angstmonster den Wind aus den Segeln und lösen sich für alle Zeiten aus der Geiselhaft eines irrationalen Grauens. Stattdessen können Sie schon vor dem Flug überlegen, womit Sie die Zeit verbringen möchten, und somit für angenehme Beschäftigung sorgen.

Aus Ihrem imaginären Werkzeugköfferchen sollten auch die schon beschriebenen Atem- und Entspannungsübungen herausgezogen werden, um zu körperlicher Gelöstheit zu kommen.

Natürlich ist es evident, dass genau der Schritt hin zur unumgänglichen Konfrontation mit der angstbesetzten Situation oft eine große Hürde darstellt. Doch dass diese gut zu schaffen ist, beweisen tagtäglich Menschen, die sich das ursprünglich nicht zugetraut haben.

Das neue Werkzeugköfferchen-Komplett-Set

Um an den verschiedenen Ebenen der Angstbewältigung anzusetzen, halten Sie nun ein frisch erworbenes, prall gefülltes, gut sortiertes »Bewältigungs-Werkzeugköfferchen« in Ihren Händen und wissen, was zu tun ist. Es gibt viel Zubehör – welches werden Sie verwenden?

- Um den angespannten **Körper** in Ruhe zu bringen, sind es die Tools *Atmung, Entspannung und Bewegung.*
- Auf dem weiten Feld der **Gedanken und Gefühle** haben Sie aus Ihrem Werkzeugkoffer die Wahl zwischen zahlreichen Bewältigungsmöglichkeiten, mit denen Sie je nach persönlichem Geschmack experimentieren können. Ob Sie Ihr *Angstmonster* zum Flug mitnehmen oder einen *Buddha*, das *Gedanken-Stoppschild* einsetzen, die *Angst in eine Mülltonne oder aus dem Fenster werfen*, ein *Lied singen* oder wiederholte Male Ihren *Power-Satz* memorieren, bleibt ganz alleine Ihnen überlassen. Sobald Sie die entsprechenden Werkzeuge ausprobiert haben, werden Sie wahrscheinlich Ihre Favoriten finden, und diese sollten Sie verwenden.
- Ihr zentrales Werkzeug in der Bewältigung von Angst ist die *Konfrontation* mit der angstbesetzten Situation, begleitet vom richtigen **Verhalten**. Ohne dass Sie sich den bisher gefürchteten oder vermiedenen Objekten und Bereichen aussetzen, ist keine Angstbehandlung erfolgreich.

Damit Sie in der angstbesetzten Situation nicht erst lang nachdenken müssen, rate ich Ihnen, Ihre persönliche »Checkliste« mit den für Sie wichtigsten Bewältigungsstrategien zu erstellen.

Während die Ebene **Körper** und die Ebene **Verhalten** nur wenige Tools beinhalten, könnte man das Feld der **Gedanken und Gefühle** mit sehr vielen Strategien bestücken. Meine Empfehlung ist, trotzdem nur einige der bisher vorgestellten kognitiven Methoden gleichzeitig zu verwenden und sich lieber gezielt auf die individuellen Favoriten zu konzentrieren.

Als Beispiel finden Sie hier exemplarisch eine »Angstbewältigungs-Checkliste«.

ANGSTBEWÄLTIGUNG: PERSÖNLICHE CHECKLIST/BEISPIEL

Körper	Gedanken/ Gefühle	Verhalten
– Atmung – Kurzentspannung	– Gedankenstopp – Angstmonster – »Ich kann vertrauen«	– Angst ablaufen lassen – Sinneswahrnehmung

Nun haben Sie Ihre persönliche Bewältigungsliste für den Flug vorbereitet und können, ähnlich wie Piloten vor und während des Fluges, alle darauf notierten Punkte Schritt für Schritt erledigen. Auch Piloten trainieren ihre auszuführenden Tätigkeiten jeden Tag aufs Neue, und genau so sollten Sie es als Vorbereitung für den Flug ebenfalls handhaben, damit Sie im Bedarfsfall alle passenden Strategien schnell abrufen können.

Probieren Sie mehrere kognitive Techniken, um in weiterer Folge für jeden Flug nur einzelne – Ihnen entsprechende Methoden – gut verwenden zu können.

Spätestens jetzt sollte es ans Üben gehen – wiederholte Male. Einfach beginnen – mit Elan und konsequent. Je nachdem, wie viel Zeit Sie bis zum nächsten Flug haben, können Sie Ihr persönliches Übungsprogramm zusammenstellen. Je näher der Flug rückt, desto mehr Zeit sollte man sich für das Trainieren der neuen Fertigkeiten nehmen. Daher ist es günstig, regelmäßige Atem- und Entspannungsübungen, Bewegung und je nach Belieben zumindest eine der Gedankenmodifikationstechniken täglich einfließen zu lassen.

Probieren Sie viele der angeführten Bewältigungs-Tools aus, um einige davon zu Ihren persönlichen Begleitern zu küren und sie auf Ihre persönliche Angstbewältigungs-Checkliste zu setzen.

Angstbewältigung vor dem Flug und an Bord

Der Tag Ihres Fluges rückt näher. Idealerweise sind Sie gut vorbereitet und haben Ihr Werkzeugköfferchen bei sich. Sie beherrschen die Atemübungen und auch die Kurzentspannung. Musik, ein gutes Buch, Spiele am Smartphone oder womit auch immer Sie sich normalerweise gerne beschäftigen, haben Sie bei sich. Die persönliche Checkliste ist griffbereit und vielleicht auch – wenn Sie wollen und Ihnen diese Metapher gefällt – ein kleines Angstmonster-Stofftier.

Hier nun in Kurzform hilfreiche Merkpunkte, die Sie berücksichtigen sollten.

Angstbewältigung vor dem Flug und an Bord

- Kommen Sie rechtzeitig zum Flughafen und vermeiden Sie Stress.
- Nehmen Sie sich dort Zeit und bummeln Sie dort herum.
- Wenn möglich, gehen Sie zu Fuß, anstatt Förderbänder zu benutzen.
- Meiden Sie Kaffee, übermäßiges Rauchen, aktivierende Substanzen und Alkohol.
- Essen Sie vor dem Flug etwas Leichtes und trinken Sie genügend Wasser.
- Tragen Sie bequeme Kleidung.
- Wenden Sie Atem- und Entspannungsübungen an.
- Seien Sie aktiv, anstatt zu »erstarren«. Wenn Sie möchten, informieren Sie die Flugbegleiter, dass Sie nicht gerne fliegen.
- Stehen Sie im Flugzeug – wann immer es ausführbar ist – gelegentlich auf, damit Sie festen Boden unter den Füßen spüren.
- Sorgen Sie für Ablenkung und beschäftigen Sie sich mit Angenehmem.
- Korrigieren Sie destruktive Angstgedanken.
- Gehen Sie nach Ihrer persönlichen Checklist vor.
- Gegebenenfalls führen Sie ein beruhigendes Selbstgespräch.

Das beruhigende Selbstgespräch

- Angstgefühle und körperliche Symptome sind starke, aber normale Stressreaktionen.
- Es sind nur die Gedanken, die diese Situation gefährlich erscheinen lassen.
- Nicht wehren (auch nicht gedanklich oder betäubend »flüchten«).
- Ich akzeptiere den Zustand, nur so kann die Angst vergehen.
- Das ist die einzige Möglichkeit, die Angst besiegen zu lernen.
- Ich bleibe in der Situation, bis die Angst abnimmt, und denke an das, was ich aktiv tun kann.
- Ich stoppe negative Gedanken und ersetze sie durch hilfreiche.
- Dass ich mich der Angst stelle, ist ein Fortschritt. Ich bin stolz auf mich.

Setzen Sie Ihre Erfolgserwartung anfangs nicht allzu hoch an. Denn wie Sie in den vorangegangenen Kapiteln gelesen haben, ist regelmäßige Übung der Schlüssel zum Erfolg. Dass Sie den ersten Schritt hin zum richtigen Verhalten machen, ist bereits eine beachtenswerte Leistung. Anfangs kann sich die Umsetzung zäh anfühlen, ähnlich der ersten Stunde im Fitnesscenter, die man ächzend bewältigt. Doch selbst wenn Sie zu Beginn nur einen winzig kleinen Fortschritt bemerken sollten, loben und bestätigen Sie sich dafür. Auch wenn Sie sich nicht gleich mit einem Heiratsantrag – wie im vorigen Kapitel beschrieben – belohnen, so ist es doch wichtig, Ihren Entschluss, sich der Angst in konstruktiver Weise zu stellen, wohlwollend anzuerkennen.

Selbstbestätigung

- Es hat funktioniert, ich habe es geschafft!
- Für diese Leistung gönne ich mir etwas.
- Ich bin stolz auf mich.
- Wenn ich die negativen Gedanken kontrolliere, ist die Angst bewältigbar.
- Ich konnte durchhalten und akzeptieren.
- Diese Erfahrung stärkt mich für weitere.

Geniessen – ist das möglich?

»Genießen? Wie soll das gehen? Wenn ich nur ans Fliegen denke, bekomme ich alle Zustände.«

So oder so ähnlich könnten Ihre Reaktionen auf die Überschrift dieses Kapitels ausfallen. Und Sie haben recht. Das Ziel, Ängste zu überwinden, indem man konstruktiv und richtig damit umgeht, ist vollkommen ausreichend. Sie dürfen Angstgefühle weiterhin spüren, und zu Beginn der Bewältigung ist das völlig in Ordnung. Denn es geht ums Training und nicht um ein wundersames Verschwinden der Angst. Es wäre doch auch ungewöhnlich, nach den ersten Stunden eines Fitnesstrainings keinen Muskelkater zu spüren.

Ähnlich wie mit dem Körper, der in einer Umstellungsphase die beanspruchten Muskeln brennen lässt, verhält es sich auch mit der Psyche und dem Gehirn. Angstbewältigung ist Übung, und dabei ist es normal, etwas zu spüren. Genauso wenig, wie es »Wundertrainingsgeräte« gibt, die Muskelaufbau ganz ohne Anstrengung bewirken, verhält es sich bei der Bewältigung von Ängsten. Auch das Gehirn braucht Wiederholungen, um alte Angstpfade zuwachsen zu lassen und neue Vertrauenswege anzulegen.

Sie dürfen und werden wahrscheinlich anfangs noch die bekannten Angstreaktionen spüren. Trotzdem gibt es einen essenziellen Unterschied zu Ihren früheren Gefühlen. Ihr Wissen, Ihr Verhalten und Ihr Wille, sich diesem Grauen nicht mehr hilflos auszuliefern, lässt Angstgefühle mehr und mehr schwinden. Vor allem, wenn Sie den festen Entschluss fassen, die unangenehmen Gefühle zuzulassen, ohne sie zu unterdrücken.

Der Vorsatz, so oft wie möglich zu üben und die Angstgefühle ablaufen zu lassen, lässt Ängste immer weiter schrumpfen. Es muss nicht immer Fliegen sein, vielleicht kennen Sie auch andere angstbesetzte Bereiche, die Sie zu Übungszwecken aufsuchen können. Zum Beispiel mit dem Lift zu fahren, falls das für Sie furchtbesetzt wäre. Irgendwann werden Sie bemerken, dass das alles wirklich funktioniert. Bei manchen früher, bei anderen später. Es gibt Einflussfaktoren, wie Motivation, Anzahl der Übungsdurchgänge, Tagesverfassung, Belastungen im Vorfeld und andere, die oft nicht vorhersagbar sind. Auch ein durchschlagender Erfolg zum Zeitpunkt X und eine weniger gute Leistung zu einem anderen Datum Y sind möglich. Selbst Sportler kennen dieses Phänomen trotz bester Vorbereitung. Es ist normal und sollte gelassen betrachtet werden. Denn ab nun ist es egal, ob Sie schon angstfrei fliegen oder kurzfristig wieder Angst spüren. Sie wissen, was Sie tun können, um die Lage gut zu bewältigen.

Bleiben Sie am besten offen für alle möglichen Veränderungen, denn es sollte Ihnen nun völlig, oder – um es etwas sanfter anzugehen – zumindest ein bisschen egal sein, ob Sie noch Angst spüren könnten. Und vielleicht winken ja am Ende Ihres tapferen Angstbewältigungsweges Gefühle, die Sie sich bisher ganz und gar nicht vorstellen konnten.

So erging es auch Sarah, die ich einige Zeit nach einer Flugangstbehandlung zufällig beim Einkaufen traf.

»Dass ich Sie gerade jetzt treffe, ist ein lustiger Zufall, ich wollte mich ohnehin demnächst bei Ihnen melden.«

»Ich hätte das niiiie für möglich gehalten« – und das Wörtchen *nie* klang aus ihrem Mund tatsächlich wie beschrieben –, »dass Fliegen sogar Spaß machen kann.«

Wir standen an einem kalten Wintertag vor einem Teegeschäft, doch Sarahs Erzählung war so herzerwärmend, dass die Außentemperatur keine Rolle mehr spielte.

»Sie wissen ja, ich war schon froh, dass ich nach vielen Jahren der qualvollen Zustände überhaupt wieder in einem nicht betäubten Zustand fliegen konnte. Anfangs war es eine enorme Überwindung und gar nicht lustig. Aber jedes Mal, wenn die Angst kam, bin ich genau nach Ihren Anleitungen und ›Checklisten‹ vorgegangen, und so wurde es erträglich. Und dann, ungefähr ab dem dritten Mal, wurde es leichter. Irgendwann hatte ich schon ein paar Tage vorher keine Angst mehr. Hoffentlich bleibt es dabei, hab ich gedacht, und es war wirklich so. Und dann am Flug – es war wie weg. Die Angst war nicht mehr da. Ich konnte es kaum glauben und habe fast darauf gewartet, aber sie kam nicht. Ich habe begonnen, aus dem Fenster zu schauen, und erstmals festgestellt, wie schön alles von oben aussieht. Der Himmel, die Wolken, es war ein richtiges Glücksgefühl. Seither versuche ich, immer am Fenster zu sitzen, und genieße den traumhaften Blick. Wieso sehe ich das erst jetzt? Fliegen ist eigentlich schön, bitte zwicken Sie mich, damit ich weiß, dass ich selbst es bin, die das sagt, und nicht wer anderer.«

Wir mussten beide lachen, und ich freute mich mit Sarah.

Sarah ist kein Einzelfall, denn es können einst gefürchtete Situationen oder Objekte irgendwann tatsächlich als bereichernd und schön empfunden werden, und selbst ich bin dafür das beste Beispiel. Als Kind von einem Hund gebissen, machte ich viele Jahre einen großen Bogen um alle Hunde. Egal ob klein oder groß, sie waren für mich ein Gräuel, und ich verstand nicht, welche Gründe es geben könnte, sich einen zuzulegen. Sobald sich ein dementsprechendes Lebewesen näherte, versuchte ich, mich hinter begleitenden Personen zu verstecken. War ich alleine unterwegs, erkannte ich schon auf hundert Meter im Voraus solch eine vermeintliche Bestie und wechselte die Straßenseite oder nahm Umwege in Kauf, um mir eine Begegnung zu ersparen. Hunde signalisierten meinem falsch konditionierten Gehirn nur eines: Gefahr! So konnte durch das von mir praktizierte falsche Vermeidungsverhalten meine Hundeangst nicht verkleinert und besiegt werden.

Irgendwann trat der kleine Sheltie meiner schon erwachsenen Tochter in unsere Familie und wurde von mir anfangs skeptisch bis ablehnend beäugt. Langsam näherten wir uns einander an, und ich bemerkte Gefühle der Zuneigung und des Vertrauens. Nachdem Mia gierig Leckerlis aus meiner ängstlich hingehaltenen Hand verschlang, ohne mich dabei zu beißen, erkannte ich, dass Hundemäuler doch nicht nur dem einzigen Zweck dienten, Menschen in Stücke zu reißen. Mia wurde zu meiner großen Hundeliebe, und ich vermisse sie nach ihrem Tod noch immer schmerzlich. Gäbe es nicht Vernunftgründe, die der Anschaffung eines eigenen Hundes auf das Dringlichste widersprächen, würde mich schon längst ein solch süßes Geschöpf begleiten. Zumindest pirsche ich mich in Parks gelegentlich an fremde Hundebesitzer heran, um mit ihnen ins Gespräch zu kommen, und erfreue mich am Betrachten ihrer kleinen oder größeren pelzigen Gefährten.

»Von Hundeangst zu Hundeglück«. So schnell kann es gehen, und auch ich hätte diese Erfahrung niemals für möglich gehalten.

Auch wenn Sie Ihre Erwartungshaltung bewusst niedrig ansetzen und das Ziel hauptsächlich auf den souveränen Umgang mit der Angst richten sollten, dürfen Sie dennoch einen kleinen Blick in ein in naher oder ferner Zukunft möglicherweise sogar genussvolles Fliegen richten. Die weiteren Berichte können Ihnen dafür vielleicht behilflich sein.

WIE DIESE STRATEGIEN IHR LEBEN VERÄNDERN KÖNNEN

Ist Ihnen schon einmal an einem regnerischen Novembertag beim Überqueren des Zebrastreifens der Tragriemen Ihrer Handtasche gerissen? Und der Inhalt ist auf der nassen Straße gelandet – Geldtasche, Lippenstift, Handy, Taschentücher und noch einiges mehr.

Während Sie alles einsammeln, bildet sich vor Ihnen ein Auto-Stau, und Sie versuchen mit einer Hand den Hund oder wahlweise das quengelnde Kind im Zaum zu halten. Mit zerzaustem, feuchtem Haar retten Sie einige der ausgestreuten Gegenstände in die nun kaputte Handtasche und sich selbst und das Kind (oder den Hund) auf den Gehsteig.

Den Autobus, der nur alle 20 Minuten fährt, können Sie nur noch von hinten sehen. Ein Anruf am Display zeigt die Nummer der Heimhilfe, die Ihre frisch aus dem Spital entlassene, alleinlebende Mutter betreut.

Erst geraume Zeit später bemerken Sie, dass die Bankomatkarte aus der ebenfalls aufgesprungenen Geldbörse fehlt.

In der Nacht bekommt Ihr Kind Fieber, denn wahrscheinlich hat es sich beim langen Warten auf den Bus im nassen Herbstregen erkältet.

Auch wenn das Beispiel etwas überzeichnet klingen mag, so kennen wir alle ähnlich unerfreuliche »Dumm-gelaufen«-Begebenheiten in unserem Leben.

Analog dazu verhält es sich oft auch bei Angstthemen. Sie breiten sich auf verschiedene Lebensbereiche aus und scheinen manchmal übermächtig zu werden. Vermeidet man eine gefürchtete Situation, so kommen nach und nach ein paar andere dazu. Ängste entwickeln oft eine hinterhältige Dynamik und machen sich breit. Lässt man sich von ihnen schrecken und vermeidet das Fliegen, so kann man vielleicht bald auch beobachten, dass es angenehmer ist, zu Fuß in den fünften Stock zu gehen, als mit dem Lift zu fahren. Den langen Tunnel, der zwar den schnellsten Weg zur Arbeit bietet – der aber durch das Gefühl, dort im Notfall nicht schnell rauskommen zu können, Angst macht –, kann man durch eine längere Umfahrung vermeiden. Und der gemeinsame Besuch des Musikfestivals mit Freunden wäre zwar schön, doch nichts für Sie, da dort viel zu viele Menschen sind.

Man kann diesen Wildwuchs wieder ordentlich trimmen, ähnlich einem verwucherten Garten, der erstmals nach vielen Jahren gepflegt wird. Anfangs kann das schon anstrengend sein, doch mit genügend Motivation und dem festen Willen anzupacken, werden Schritt für Schritt wieder alle zugewachsenen Beete und Grünflächen freigelegt und erstrahlen in frischem Grün. Viele meiner Klienten berichten mir von großartigen Veränderungen, die sie durch das – anfangs anstrengende – »Zurechtstutzen« ihrer Gedanken und ihres Verhaltens erleben konnten.

Angstbewältigung zahlt sich aus und führt oft zu einem Zuwachs an Freude und Lebensqualität, wie es Betroffene niemals für möglich gehalten hätten. Im Folgenden finden Sie genau aus diesem Grund eine kleine Auswahl von Rückmeldungen, die ich im Laufe vieler Jahre bekommen habe und die auch meine eigene Freude, zu glücksbringenden Lebensveränderungen beigetragen zu haben, immer mehr vergrößern.

Wunscherfüllung

Mein größter Wunsch war es, … in Australien surfen zu lernen … Ich bin gestern von einem vierwöchigen Australienaufenthalt zurückgekommen und ich kann sagen, die tollste Zeit meines Lebens gehabt zu haben.

Ich werde nach einem bereits gut absolvierten Flug demnächst den großen Flug zu meinem Sohn nach Hawaii wagen. Dank Ihrer Hilfe werde ich es schaffen.

Lebensqualität

Sie haben mir sehr viel Lebensqualität zurückgegeben. Beim Buchen der Flüge bekomme ich zwar noch ein mulmiges Gefühl, aber nur für ein paar Sekunden, weil ich nun weiß, dass Fliegen sicher ist.

Heute habe ich meinen nächsten Flug gebucht – endlich kann ich mir die 6 Stunden Autofahrt (oder auch länger) und jeglichen Stau ersparen. Und das Schönste an der Geschichte, ich bekomme keine »Zustände« mehr, wenn ich ans Fliegen denke, ganz im Gegenteil, ich verspüre sogar schon ein wenig Vorfreude!

Ich habe bei keinem weiteren Flug seither jemals die geringste Angst gehabt. DANKE!

Freude

Ich konnte nicht glauben, dass ein Flug auch Spaß machen kann.

Die Flugangst hat sich in Flugfreude gewandelt.

Lebensveränderung

Die wichtigste Erkenntnis … ist, dass jede Form von Angst erlernt ist, und dass man alles Erlernte wieder umprogrammieren kann. Bereits jetzt hat diese Erkenntnis mein Leben nachhaltig verändert. Denn ich habe tatsächlich erlebt, dass dieses »Umprogrammieren« funktioniert. Ich hätte das nie für möglich gehalten.

Ich habe auch begonnen, Ihre Ideen in anderen Bereichen einzusetzen und mir bewusst zu machen, dass es nicht notwendig ist, sich um alles Sorgen zu machen und sich so auf jede Eventualität vorzubereiten.

Selbstsicherheit

Als wir über Wien eine halbe Stunde bei Wind und Gewitter Schleifen ziehen mussten und kräftig durchgeschüttelt wurden, wartete ich auf die große Angst, aber sie kam nicht – ich habe mich kein einziges Mal gefürchtet oder unsicher gefühlt.

Ich hätte nie gedacht, dass ich ohne Wochen vor dem Flug beginnende Panikattacken in ein Flugzeug steigen könnte, und schon gar nicht hätte ich gedacht, so lange Flüge so gut zu überstehen! Das »Monster« Flugzeug hat seinen Schrecken fast ganz verloren! Wenn ich das schaffe, dann schaffen es alle, die Angst vor dem Fliegen haben! Es ist wirklich gar nicht so schlimm!

Berufszufriedenheit

Sie haben mir wahrscheinlich den Job gerettet.

Das letzte Feedback repräsentiert die Erfahrungen von berufsbedingt häufig reisenden Mitarbeitern, für die Flugangst besonders peinigend ist, da sie regelmäßig fliegen müssen.

Eine andere positive Wendung nahm die Flugangstbewältigung auch für einen jungen Maturanten, der nach erfolgreich absolviertem Flug davon so angetan war, dass er eine Pilotenlaufbahn ins Auge fasste.

Es ist also kein PR-Trick, sondern evident, dass der richtige Umgang mit angstbesetzten Bereichen nicht nur das konkrete Problem lösen, sondern darüber hinaus zu weitreichenden positiven Lebensveränderungen in Form von erfüllbaren Wünschen, Freude, Lebensqualität und Selbstsicherheit führen kann.

An den Schluss dieses Kapitels stelle ich daher noch einmal die berührende Geschichte von Lukas. Er musste aufgrund von Agoraphobie seinen geliebten Beruf aufgeben und litt unter gravierenden Lebensbeeinträchtigungen. Nachdem er sich in bewundernswerter Weise seinen Ängsten stellte und das entsprechende Handwerkszeug vermittelt bekam, erlebte er damit einhergehend einen durchgreifenden Neubeginn für sein weiteres Leben, den er in einem Gespräch folgendermaßen schilderte.

Ich kann es selbst noch immer fast nicht glauben, doch es haben sich auch die anderen Ängste aufgelöst. Ich kann wieder alleine einkaufen und unter Leute gehen. Ich fühle mich unendlich frei und so, als ob ein neues Leben begonnen hätte. Manchmal gibt es noch mulmige Gefühle, doch dann rufe ich mir schnell Ihre Worte in Erinnerung oder blättere in meinen Anleitungen. Der für mich noch immer überwältigende Erfolg des Fliegen-Könnens gibt mir so viel Zuversicht. Ich hätte mir das niemals zugetraut.

Natürlich weiß ich, dass immer mehrere Einflussfaktoren zu einem Behandlungserfolg beitragen. Die Wahl der Therapiemethode ist jedenfalls einer dieser Umstände, denn für manche Störungsbilder gibt es bessere und weniger gut geeignete Behandlungsweisen.[11]

Ich habe die vielen Feedbacks vor allem deshalb originalgetreu wiedergegeben, um all jenen Betroffenen Perspektiven zu vermitteln, die vielleicht schon aufgegeben haben. Nach jahrelangem Leidensdruck trotz begleitender Therapien kann so etwas zu einem Gefühl der Hoffnungslosigkeit führen. Doch wie Sie sehen – ausgestattet mit dem richtigen Wissen, einem festen Entschluss und dem Vertrauen, dass es gelingen kann –, ist nicht nur Angstbewältigung, sondern damit einhergehend auch ein enormer Zuwachs an Lebensglück ein realistisch erreichbarer Zustand.

Möge Ihnen dieses Buch dabei behilflich sein – das ist mein Wunsch und mein Ziel. Den ersten Schritt haben Sie bereits getan, und nun geht es an die Umsetzung. Dafür wünsche ich Ihnen viel Erfolg! Denn wie meinte schon der griechische Philosoph Demokrit:

»Mut steht am Anfang des Handelns. Glück am Ende.«

---

11 Vgl. Anhang/FAQ

ANHANG

FAQ

Im Folgenden finden Sie Antworten auf oft gestellte Fragen zum Thema Fliegen und Flugangst, die teilweise noch nicht im Buch behandelt wurden oder hier in aller Kürze zusammengefasst sind.

Kann ich fliegen, wenn ich erkältet bin?

Mit steigender Höhe nimmt der Luftdruck ab, daher ist im Flugzeug eine Druckkabine notwendig, um in großen Höhen fliegen zu können. In 10.000 m Höhe entspricht dieser Kabinendruck einer Höhe von 2.500 m. Im Sink- und Landeanflug wird der Kabinendruck langsam wieder erhöht, um beim Aussteigen den gleichen Druck wie am Zielort zu haben. Diese Druckunterschiede sind während des Steig- oder Sinkfluges spürbar. Ähnlich wie bei einer Autofahrt auf einen Berg oder einer Liftfahrt kann es im Ohr knacksen oder zu einer kurzfristigen Hörverschlechterung kommen. Im gesunden Zustand ist dies durch Schlucken, Kauen oder Gähnen schnell behebbar. Bei einer Erkältung kann es hingegen zu unangenehmen Beschwerden kommen, da Schwellungen im Nasen-Rachen-Ohr-Bereich den Druckausgleich erschweren. Verwenden Sie in diesem Fall einige Minuten vor dem Start und nochmals vor Beginn des Sinkfluges abschwellende Nasentropfen. Diese gibt es für den Akutfall auch meistens an Bord. Am besten lassen Sie sich schon präventiv von Ihrem Arzt oder Apotheker beraten.

Mir wird beim Autofahren oder am Schiff manchmal übel. Was kann ich machen, wenn das auch beim Fliegen auftritt?

Reiseübelkeit kann durch die Irritation des Gleichgewichtsorgans im Innenohr entstehen. Als Folge von ungewohnten Bewegungen kann das Brechzentrum im Gehirn aktiviert werden.

Im Flugzeug tritt Reiseübelkeit seltener auf als im Auto oder am Schiff – das wird auch immer wieder von normalerweise unter Reisekrankheit leidenden Passagieren berichtet. Sie ist daher manchmal als ein Symptom der Flugangst zu betrachten, bei der es zu einer Alarmbereitschaft des Körpers kommt.

Alle Strategien, die Sie gegen Flugangst einsetzen, helfen auch gegen Übelkeit. Am besten lassen Sie Angst und Übelkeit zunächst einmal zu, denn je weniger Sie sich dagegen wehren, desto schneller wird beides abklingen. Günstig ist es, ruhig zu atmen, für angenehme Beschäftigung, wie z. B. Musikhören, zu sorgen und in kleinen Schlucken zu trinken. Gegebenenfalls lassen Sie sich vom Arzt ein Mittel gegen Reiseübelkeit verschreiben und nehmen dieses schon vor dem Flug.

Wenn Sie eine Auswahlmöglichkeit für den Sitzplatz haben, dann wählen Sie einen Platz in der Mitte des Flugzeuges. Dort sind Schwankungen am wenigsten zu spüren.

Ich würde die Angst gerne schon verlieren, bevor ich das Flugzeug betrete. Gibt es Möglichkeiten, die Angst abzulegen, ohne dass man sich der Situation stellen muss?

Auch wenn es verlockend klingen mag, Ängste sozusagen wegzaubern zu lassen, zeigt sich der Erfolg einer gelungenen Behandlung erst in der praktischen Umsetzung. Generell gibt es zahlreiche therapeutische Ansätze, um Ängste zu reduzieren.

Eine als Basis für dieses Buch verwendete, bewährte und wissenschaftlich gut untersuchte Methode ist die kognitive Verhaltenstherapie mit Exposition. Sie beinhaltet die Konfrontation mit dem angstbesetzten Umstand und gewährleistet dadurch die Überprüfung des therapeutischen Erfolgs.

In Studien wird sie als Mittel der Wahl für die Behandlung von Angststörungen empfohlen.[12] Es geht dabei um eine Kombination aus der Korrektur destruktiver Gedanken und dysfunktionalen Verhaltens.

Eine wichtige Grundlage für die therapeutische Angstbehandlung ist das Vertrauen in die Methode und den Behandler. Deshalb ist es vorteilhaft, sich über all das gut zu informieren. Nicht jede Psychotherapiemethode ist für Angststörungen gleichermaßen wirksam. Idealerweise sollten Sie, falls Sie sich für eine psychologische Behandlung entscheiden, eine bewährte und für die Behandlung von Angststörungen empfohlene Methode wählen. Auf jeden Fall sollte am Ende jeder Therapie, die einen Behandlungserfolg im »Trockentraining« verspricht, die tatsächliche Erprobung in der gefürchteten Realität stehen.

Aus vielen Berichten meiner Klienten konnte ich erfahren, dass manchmal auch lange Behandlungen nicht zum gewünschten Erfolg geführt haben. In keiner dieser Sitzungen wurden den Betroffenen jedoch konkrete Bewältigungsstrategien vermittelt und Anleitungen gegeben, die angstbesetzte Situation gut vorbereitet und im besten Fall begleitet innerhalb eines therapeutischen Kontextes zu bewältigen.

Ich habe Angst, im Flugzeug kaum Luft zu bekommen, und leide dann unter Atemnot. Könnte es zu wenig Sauerstoff geben?

---

12 Vgl. Schindler, B., Abt-Mörstedt, B. & Stieglitz, R.-D. (2020). Flugangst und Flugphobie

Nein, denn der Sauerstoffgehalt ist in der Luft immer derselbe. Die Luft strömt in komprimierter Form durch eine vor der Brennkammer liegende Abzweigung der Turbinen in die Kabine und entspricht guter Frischluft auf einer mittelhohen Alm. Auch dort ist die Luft etwas sauerstoffärmer als in Tallagen, jedoch gut verträglich.

Die Angst, zu wenig Luft zu bekommen, kann bei allen Situationen, die Angst auslösen, eine Rolle spielen. Oft kann man somit durch eine damit einhergehende zu flache und schnelle Atmung in einen Angstkreislauf kommen. Würden Sie deshalb Atemnot empfinden, so ist die Anwendung von Atemübungen, die Sie im entsprechenden Kapitel finden, eine wichtige Hilfe, die schnelle Beruhigung gewährleistet.

Sollten Sie unter Asthma oder krankheitsbedingten Atemproblemen leiden, die medikamentöse Behandlung erfordern, so sprechen Sie vor dem Flug mit Ihrem Arzt.

Ich habe Angst, auf 10.000 m Höhe eine Panikattacke zu bekommen.

Auch wenn Panikattacken als sehr belastend empfunden werden, so macht es keinen Unterschied, wo man sie bekommt. Es handelt sich dabei um starke Angstreaktionen. Wichtig ist es, das nötige Wissen zu haben, dass auch intensive Angstsymptome keine Gefahr darstellen. Mit bewusst gesteuerter, ruhiger Atmung klingen selbst starke Angstreaktionen in nicht allzu langer Zeit ab. Die dafür nötigen Erklärungen finden Sie in den entsprechenden Kapiteln.

Ich habe viel an mir gearbeitet, und die Angst war schon fast weg. Nun ist sie wieder da. Das fühlt sich schrecklich an. War damit alles umsonst?

Zunächst können Sie sehr stolz auf Ihre bisherigen Erfolge sein. Es ist normal, dass es bezüglich der Angstbewältigung Schwankungen gibt. Dies ist ähnlich wie bei anderen körperlichen Schwachstellen, die sich gelegentlich melden können. Oder sportlichen Leistungen, die ebenfalls unterschiedlich ausfallen. Verschiedene Einflussfaktoren und auch die Tagesverfassung oder Belastungen können eine Rolle spielen. Auch regelmäßige Übung – im Fall von Flugangst also zu fliegen – ist wichtig. Vermeintliche Rückschläge bedeuten nicht, dass alles umsonst war, sondern motivieren zu weiterem Training. Sie wissen nun, wie Sie Flugangst in den Griff bekommen können, und dass es bereits funktioniert hat. Setzen Sie daher alle Strategien, die Ihnen bisher gut geholfen haben, und vielleicht auch neue ein, und betrachten Sie die kommenden Flüge als weitere Übungsmöglichkeit. Jedes Training macht Sie stärker!

Obwohl ich oft fliege, wird die Angst immer schlimmer

Diese Feststellung machen viele Passagiere, bevor sie gezielte Bewältigungsstrategien einsetzen – vor allem, wenn sie aus beruflichen Gründen regelmäßig fliegen müssen. Allerdings wird Angst nur dann stärker, wenn sich die Betroffenen nicht richtig verhalten. Das kann ängstliches, gedankliches Flüchten sein, indem immer wieder auf die Uhr gesehen wird, wann der Flug endlich zu Ende ist. Auch ein starkes Sich-Wehren gegen die lästigen Angstgefühle, das betäubende Trinken von Alkohol oder die Einnahme beruhigender Medikamente konditionieren Angst und verstärken sie langfristig. Ausgelöst durch die künstliche Unterdrückung der Angst, wird nämlich genau in die gegenteilige und unerwünschte Richtung trainiert. Dem Gehirn wird signalisiert, dass man selbst nicht adäquat in der Lage ist, die unangenehme Konstellation zu bewältigen, und dass sie möglichst bald zu Ende gehen soll. Dadurch werden aktive Selbstbewältigungsstrategien verhindert. Sobald Sie solche einsetzen – wodurch Sie nach Lektüre dieses Buches oder einer begleitenden, zielgerichteten Behandlung in der Lage sein sollten –, wird die Angst reduziert und schwindet oft auch langfristig.

Wieso klatschen die Passagiere manchmal nach erfolgter Landung?

Das früher vor allem auf Charterflügen obligatorische Klatschen nach der Landung ist heute etwas aus der Mode gekommen. Trotzdem gibt es noch viele Flüge, auf denen man diesen Flugabschluss mit einem gewissen Schmunzeln wahrnehmen kann. Es sind vor allem zwei Gründe, auf die dieser Brauch zurückgeht. Der erste hat wohl mit Flugangst oder zumindest einer gewissen Flugskepsis zu tun und drückt die Erleichterung aus, wieder festen Boden unter den Füßen zu haben. Der zweite Grund bezieht sich auf den Dank an die Piloten, die den Flug gut durchgeführt und eine gelungene Landung hingelegt haben. Es ist also eine Art Feedback an die Piloten, die dieses gerne entgegennehmen und es oft auch bei geschlossener Cockpit-Tür hören können.

DANKE

Inspiriert durch viele eindrucksvolle Erfolge all jener, die meine Hilfe in Anspruch genommen haben, entstand schon vor längerer Zeit die Idee, einen Ratgeber über effiziente und gelungene Bewältigung von Flugangst zu schreiben. An der Umsetzung dieses Projekts waren einige liebe Menschen beteiligt, ohne deren Mitwirken das vorliegende Buch in dieser Form nicht möglich gewesen wäre.

An erster Stelle danke ich meinem wunderbaren, liebevollen und einzigartigen Mann, der mir von Beginn an in jeglicher Hinsicht geholfen hat, mein Herzensprojekt zu verwirklichen. Er stand als Pilot fachlich mit wertvollen Beiträgen zur Verfügung, hat mir in der intensiven Schreibphase alles Mögliche an Alltagsarbeiten abgenommen, mich aufgebaut, wenn ich kräftemäßig an meine Grenzen geraten bin, und als mein Probeleser viele, viele Stunden vor dem PC verbracht, um alles noch »perfekter« werden zu lassen.

Danken möchte ich auch meinen beiden wundervollen Kindern, allen lieben Familienmitgliedern, Freundinnen und Freunden, die mich mit ihrem Interesse, ihrer Mitfreude und ihren Tipps auf diesem neuen und aufregenden Weg begleitet haben.

Meinem Sohn danke ich darüber hinaus noch für den »halben« Buchtitel, der das Quäntchen Lockerheit vermittelt, das sonst gefehlt hätte.

Mein besonderer Dank gilt zwei Menschen, die mich durch ihre wohlwollende und großzügige Hilfsbereitschaft in besonderer Weise berührt haben.

Prof. DDr. Johannes Huber, ich kann mich dem Zitat von Peter Sloterdijk in einem Ihrer erfolgreichen Bücher nur anschließen: »Die stille Weltmacht der gelehrten Freundlichkeit hat in Johannes Huber einen überzeugenden Botschafter gefunden.« Danke für Ihre große, selbstlose und wertvolle Hilfe.

Liebe Theresa Prammer, danke für Deine vielen nützlichen Hinweise und dass Du als Profi einem »Autorenküken« wie mir unter die Flügel gegriffen und geholfen hast, sich in dieser neuen Welt zurechtzufinden. Deine hilfsbereite und liebenswürdige Unterstützung war herzerfrischend und großartig.

Danken möchte ich auch meiner Kollegin Mag. Helga Kernstock-Redl für ihre Tipps, meinem Kollegen Prof. Dr. Clemens Hausmann für seinen Rat und meiner Schulfreundin Mag. Margit Appel, die mich ebenfalls mit Empfehlungen sehr hilfsbereit unterstützt hat.

Vielen herzlichen Dank auch an Dr. Maria Seifert, die mein Buch in ihrem Verlag aufgenommen hat, mich mit ihrer Freundlichkeit und Unkompliziertheit immer wieder erfreut und mir Mut für meine Reise in eine neue Welt gemacht hat. Danke für Ihre Liebenswürdigkeit und Ihre kompetente und hervorragende Betreuung.

Last but not least möchte ich den Hauptakteuren dieses Buches danken – das sind all jene Personen, die sich im Laufe der Jahre an mich gewandt haben. Sie haben mir ihr Vertrauen geschenkt und mich oftmals mit ihrer Entschlossenheit und ihrem Mut, sich Ängsten energisch zu stellen, beeindruckt. So wie sie von mir nützliche Strategien erfahren haben, konnte auch ich vieles von ihnen lernen.

Dank an alle, die mir selbst noch nach langer Zeit Nachrichten, Mails, Fotos und manchmal sogar Ansichtskarten aus den entferntesten Teilen der Welt schicken. In diesen Rückmeldungen erzählen sie, wie sie sich freuen, angstfrei oder zumindest mit den richtigen Strategien ausgestattet, den Flug gut erlebt zu haben. Gar nicht so selten wurden aus früher flugängstlichen Menschen heute freudige Passagiere.

Ich widme dieses Buch diesen vielen großartigen Menschen und allen, die unter Ängsten leiden und sie besiegen wollen.

QUELLEN UND WEITERFÜHRENDE LITERATUR

Bock, K. (Hrsg.). (1990). Marc Aurel, Selbstbetrachtungen. Kettwig: Phaidon

Collard, P. (2016). Das kleine Buch vom achtsamen Leben. München: Heyne

Frankl, V. E. (1995). …trotzdem Ja zum Leben sagen (7. Aufl.). München: Kösel

Frankl, V. E. (2005). Der Wille zum Sinn. Ausgewählte Vorträge über Logotherapie (5. Aufl.). Wien, Bern, Stuttgart: Hans Huber

Frankl, V. E. (2021). Über den Sinn des Lebens (4. Aufl.). Weinheim: Beltz

Huber, J. (2020). Das Gesetz des Ausgleichs. Wien: edition a

Kraus, W. (2018). Die Heilkraft der Musik (4. Aufl.). München: C. H. Beck

Lukas, E. (1996). Wie Leben gelingen kann. Stuttgart: Quell

Lukas, E. (2015). Das Schicksal waltet – Der Mensch gestaltet. Perchtoldsdorf: Plattform Johannes Martinek

Margraf, J. & Schneider, S. (2013). Panik: Angstanfälle und ihre Behandlung (2. Aufl.). Berlin: Springer

Morschitzky, H. & Sator, S. (2005). Die zehn Gesichter der Angst (8. Aufl.). München: dtv

Neff, K. (2015). Self-Compassion. New York City: William Morrow – Harper Collins

Peseschkian, N. (2006). Es ist leicht, das Leben schwer zu nehmen. Aber schwer, es leicht zu nehmen. (7. Aufl.) Freiburg: Herder

Schindler, B., Abt-Mörstedt, B. & Stieglitz, R.-D. (2020). Flugangst und Flugphobie. Göttingen: Hogrefe

Schulz von Thun, F. (2013). Miteinander reden 3 (30. Aufl.). Hamburg: Rowohlt

Seligman, M. E. P. (2012). Der Glücks-Faktor (16. Aufl.). Köln: Bastei Lübbe

Smith, Julie (2022). Aufstehen oder liegen bleiben? Hamburg: Rowohlt

Smolka, H. (2013). Vorhang auf fürs Glück. München: Knaur

Täuber, M. (2020). Gedanken als Medizin. Wien: Goldegg

Wilken, B. (2018). Methoden der kognitiven Umstrukturierung. Ein Leitfaden für die psychotherapeutische Praxis. Stuttgart: Kohlhammer

Wittchen, H.-U. et al. (1995). Hexal-Ratgeber Angst. Basel: Karger

Bildnachweis

Seite 20: Abbildung aus Wittchen, H.-U. et al. (1995). Die Anteile der Angst. Hexal-Ratgeber Angst. Basel: Karger

Seite 67: Abbildung aus Wittchen, H.-U. et al. (1995). Der Angstkreis. Hexal-Ratgeber Angst. Basel: Karger

Seite 155: Abbildung Umspringbild. Rubinscher Becher, nach dem Psychologen Rubin, E. I. benannte schwarzweiße Kippfigur